民国名医临证方药论著选粹

丛书总主编　王致谱　农汉才

大理家论

恽铁樵方药论著选

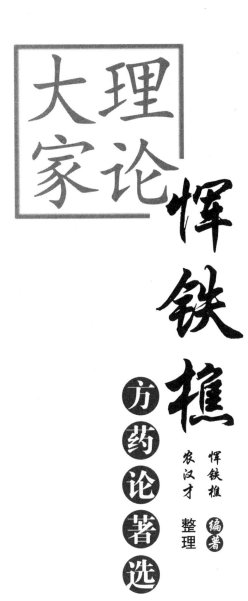

恽铁樵　编著

农汉才　整理

中国中医药出版社

·北京·

U0307651

图书在版编目（CIP）数据

理论大家恽铁樵方药论著选 / 恽铁樵编著；农汉才整理 .—北京：中国中医药出版社，2016.10

（民国名医临证方药论著选粹）

ISBN 978-7-5132-3258-6

Ⅰ . ①理… Ⅱ . ①恽… ②农… Ⅲ . ①方剂学 Ⅳ . ① R289

中国版本图书馆 CIP 数据核字（2016）第 066220 号

中国中医药出版社出版

北京市朝阳区北三环东路 28 号易亨大厦 16 层

邮政编码 100013

传真 010 64405750

北京市泰锐印刷有限责任公司印刷

各地新华书店经销

*

开本 710×1000 1/16 印张 13.5 字数 119 千字

2016 年 10 月第 1 版 2016 年 10 月第 1 次印刷

书号 ISBN 978-7-5132-3258-6

*

定价 35.00 元

网址 www.cptcm.com

《民国名医临证方药论著选粹》
丛书编委会

内容提要

　　《药物学讲义》，是恽铁樵为其铁樵函授中医学校所编著的讲义，成书于19世纪30年代早期，被收录于《铁樵函授中医学校讲义十七种》中。该书详释了《伤寒论》中的主要药物，共分为八期，十五讲。前六期，作者是以《伤寒论》六经为序，结合自己的临床经验，在阐释《伤寒论》方证的基础上，介绍了《伤寒论》中所用药物的性味归经、主治、功能，及在六经病中的具体应用，以及各种药物的应用指征、宜忌等，将对药物的阐释融于对《伤寒论》理法方药的阐释当中。第七、八期，作者还专论了在临床中应用较为特殊的药物——附子及诸呕用药的标准。该书实际上是"《伤寒论》的药物讲义"，突出了恽氏重视临床实证，药不离方，方不离医理，理不离经典的学术思想。

　　《验方新按》与《金匮翼方选按》亦是恽铁樵为其函授中医学校所编著的讲义，约成书于19世纪20年代末，被收录于《铁樵函授中医学校讲义二十种》。《验方新按》选择了62首在临床中常用或应验有效的丸散膏丹，涉及内外妇儿各科应用。如安宫牛黄丸、毓麟丸、万氏牛黄清心丸、防风通圣散、海藏愈风丸、济生橘核丸、小活络丹等。作者除详述各方的药物组成、剂量、炮制方法，以及方剂的制作过程、方法，并阐明了方剂的功用、主治，服法及宜忌等。在每方后，还加按语，就药物配伍、应用宜忌、临证化裁等多有发挥，提纲挈领，见解深刻。《金匮翼方选按》分为四期，分别以《金匮要略》中的病名或证名等为纲，如中风失语、偏风、痰膈等，他认为《金匮》中有些方剂已不再切合实际，因此只保留了其中临证有效的方剂，并补充了后世医著中对这些病切实有效的方剂，如从《千金方》《本事方》《卫生宝鉴》等著作中进行遴选，并对这些方剂的药物配伍、应用宜忌、临证化裁等进行评按。在《验方新按》与《金匮翼方选按》的有些按语中，作者还引用了西医知识，来说明方剂的药理及所治病的病因、病理等，体现了作者在中西医汇通上的尝试。

前　言

在中医发展的历史长河中，民国是一个特殊的时期，它是古代中医与现代中医的转折点。在此时期，由于西医的强势造访，并携着"科学"以高姿态来论；中医除了以理论之，更注重的是以临床实效来争取话语权。因此，这一期造就了很多集理论与临床于一体的中医大家，如张锡纯、丁甘仁、恽铁樵等。他们的中医学著作，除了阐明中医学理，也大都具有较强的临床指导作用。而在这些著作中，最能体现他们临床经验与学术精华的，则集中在他们对药物应用与处方的阐释方面。为了能够更便于学习民国医家的学术经验，并将之用于临床与研究，我们此次精选了民国时期有代表性的七位名医：丁甘仁、张锡纯、恽铁樵、何廉臣、曹炳章、秦伯未、卢朋著，并将他们的药学与方剂学著作汇编成册，使读者更易于把握他们的临床经验与学术要点。通过方药互参，更便于临床医生将前辈们的经验转化到实践应用中，这对于传承民国中医学术和发扬中医的临床实用性都将起到良好作用。

此次的方药选集囊括了中医方药学著作的诸多层面，例如在方剂著作方面，不但有医家们的处方经验集，还有方剂学的教材讲义、方剂的科普通俗读物、膏方集、中成药手册等。所选的著作也均是方药学中该方向的代表性著作，如卢朋著的《方剂学讲义》，是当时最具代表性的方剂学教材；秦伯未的《膏方大全》，在当时的膏方著作中几乎无出其右者。另外值得一提的是，在这次编校中，曹炳章的《规定药品考正》与《经验随录方》，系由曹氏的手稿首次整理问梓，弥足珍贵。因时间与水平有限，还望读者们对此次编校的不足予以指正。

编　者

2016 年 4 月

整理说明

一、该书由恽氏《药物学讲义》《验方新按》及《金匮翼方选按》组成。其中《药物学讲义》以1933年《铁樵函授中医学校讲义十七种·药物学讲义》为底本，《验方新按》与《金匮翼方选按》分别以1933年《铁樵函授医学讲义二十种·验方新按》《铁樵函授医学讲义二十种·金匮翼方选按》为底本。书中所涉及《伤寒论》的内容，以赵开美本为校本。

二、《金匮翼方选按》为恽铁樵的授课讲义，作者根据当时的授课时间将其分为四期，为存原貌，此次点校未改动其篇章结构。

三、凡底本不误而校本有误者，不改不注。底本引文虽有化裁，但文理通顺，意义无实质性改变者，不改不注。唯底本有误或引文改变原意时，方据情酌改。若仍存其旧，则加校记。

四、本书采用横排、简体、现代标点。容易产生歧义的简体字，则仍使用原繁体。版式变更造成的文字含义变化，今依现代排版予以改正，如"右药"，改"右"为"上"，不出注。

五、该书药名有与今通行之名用字不同者，为便利当代读者使用，一般改用通行之名。如"黄檗（蘗）"改作"黄柏"，"紫葳"改作"紫葳"，"姜蚕"改作"僵蚕"等。

六、底本中医名词术语用字与今通行者不同者，为便利当代读者使用，一般改用通行之名。如"藏府"作"脏腑"，"舌胎"作

"舌苔"等。

七、底本目录与正文有出入时，一般依据其实际内容予以调整，力求目录与正文标题一致，不另加注。

八、凡底本中的异体字（如"荳"作"豆"、"办"作"辨"、"眥"作"眦"等）、俗写字，或笔画差错残缺，均径改作正体字，一般不出注。若显系笔误或误用之字，则径予改正（如"曰"误作"日"、"予"误作"子"等），不出注。

九、原底本中的双行小字，今统一改为单行小字。

十、书中疑难冷僻字及重要特殊术语，酌情予以简要注释。

十一、为保存原著面貌，书中出现的犀角、虎骨等国家级保护动物药、禁用药等，仍予保留，读者在临证时应处以相应的替代品。

目 录
contents

验方新按

金匮翼方选按

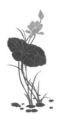

药物学讲义

导言第一

相传本草始于神农。今医家用药，药肆制药，悉本明·李时珍《本草纲目》。自古迄今，此事之沿革如何，类都不加深究。而浅人炫异，复喜用不经见之药以为能。此大不可也。凡药物用以治人，其效用如何，利害如何，皆当洞澈中边。小有疑义而妄用之，即婴^①奇祸。欲洞澈中边，除服食之后观其反应，更无他法。若用理化学试验，则不适于应用。例如附子、干姜为大热药，以二物煎汁，候冷，令平人服之，则其反应为纯热象：唇干、舌降、目赤、脉数可以同时并见。然当其未服时，以寒暑表入药汁中，则无热度也。西国近代医学，类多以动物为试验，然解剖生理试之于动物有效，药物之服食后所得结果，禽畜与人仍有不同。例如木鳖子，犬得之即死，人服之并不死也。我国医学有甚悠久之历史，绝非他国所能及。凡古人所记，皆其经验所得，极可宝贵。惜乎二千余年之中，有医政时甚少，而放任时甚多。药物之采取炮制，医生既不过问，又复无药剂师专任其事，是此后当注意者一。古人所记，自是实录，然

---

① 婴：原为"樱"，疑误而改。

往往苦于界说不明。不难于某痛之用某药，难在于某病至某候宜用某药，某病兼某症时不宜用某药。是则病理方面有不容不彻底研究者。近有创为异议，以为旧说不可通，皆当废弃，专事研求本草即得。此非是也，是今后所当注意者二。西国现在所注意者为特效药，此事不足效法。须知生理此呼彼应，一处病则他处随之而呈变异，故病决不单纯。有先病肝胆而后病胃者；有先病神经而后病血者；有先病肾而后病肺者；有重要脏器三五处同时并病者；有先病之处为急性病，其继起之处为慢性病者；有可以预防不使转属者；有宜兼治双方并顾者；有不治其发病之处，而能刻期使其病已者。凡欲明了此种，须病理与方药合并研究，质直言之，可谓有特效方，无特效药，是今后当注意者三。吾人知高丽参为东洋货，相率不用矣。岂知半夏、附子亦东洋货邪，此于前数年报纸中偶然见之，其他药品之由东国来者，当不至少数。局外人未注意调查，局中人以无物可为替代，则隐忍不言，不必尽属不肖心理。夫日人之种药，专为汉利，不为医学。其物用之有效，则知古经所载某药产某地者，不但地利今古不同，并可知吾侪不宜墨守旧经，宜从速试种。此事职责在医生。凡业中医者，皆当兼治植物学，是今后所当注意者四。余之知医，由于多病，三十年来，躬所尝试之药，在百七八十种，就中下品毒物为多，多他人所不敢服者。然近月好奇炫异者流，往往用僻药，且以重量相矜诩，余则以为尚未洞澈中边。在己固然未达不当，在人亦当在不欲勿施之列。今兹所述者，仅限于曾经自服，其有他人用之而偾事为余研目击者，亦详注其病状于各条之下，以资炯戒。又方药之配制，稍有心得者，亦详著之于篇。吾所得者虽寡，然此种经验绝非易事，弃之可惜也。所言药之品性畏忌，原本古人，而体例稍异，为途亦窄，名之为《恽氏本草》，差为副其实云。

药历撮要第二

旧说《本草经》神农所作，然《汉书·艺文志》无其目。《平帝纪》云：元始五年，举天下通知方术、本草者，在所为驾，一封轺传，遣诣京师。《楼护传》称，护少诵医经、本草、方术数十万言。"本草"之名，盖见于此。或疑其间所载生出郡县有后汉地名，以为似张仲景、华佗辈所为。是又不然也，《淮南子》云：神农尝百草之滋味，一日而遇七十毒，由是医方兴焉。盖上古未着文字，师学相传，谓之本草。两汉以来，名医益众。张机、华佗辈，始因古学，附以新说。《本草》繇是见于经录，然旧经才三卷，药止三百六十五种。至梁·陶隐居进《名医别录》，亦三百六十五种，因而注释分为七卷。唐显庆中，监门卫长史苏恭又撝其差谬，表请刊定，乃命李世勣等与恭参考得失，又增一百十四种，分门部类，广为二十卷，世谓之《唐本草》。其后后蜀孟昶命学士韩保升等，以《唐本图经》参比为书，稍或增广，世谓之《蜀本草》。至赵宋开宝中，诏医工刘翰、道士马志等相与撰集，又取医家常用有效者一百三十三种而附益之，仍命翰林学士卢多逊等，重为刊定镂版摹行，医者用药，乃有适从。嘉祐二年八月，诏掌禹锡、苏颂、林亿等，再加校正，颇有所增益。凡旧经未有，从经史百家及诸家本草采录者，曰新补。其宋代已用，诸书未见，无可考证者，从太医众论参议，别立为条，曰新定。计旧药九百八十三种，新补者八十二种，新定者十七种，总新旧一千八十二种。唐永徽中删定本草之外，复有《图经》，明皇御制《天宝单方》，亦有图，因二书失传，嘉祐六年诏天下邵县图上所产药，用永徽故事，重命编述，是为《本草图经》。政和六年，曹孝忠等取前此二书，益以蜀人唐慎微所衍《证类》医方，更旁摭经史及仙经道书，成政和新修《经史证类备用本草》，简称之曰政和《证类本草》，即今所传最古最完善之书也。

宋代医政最称完备，故《本草》一书经三次修订，为药千八十二，其末卷有各未用者计百九十四种。至明天启中，缪希雍撰《本草经疏》历三十年之久，然后成书，为药仅四百九十种。子曰：以约失之者鲜矣。夫药以治病，原非可以贪多务博为事者，今其书俱在，学者可自考之。本书但取躬自服食者为断，每值曾收良效之品，或目击服后败事者，详言服食后所显证状，既不求其完备，亦不注意于体例。盖存余所经验，为后来之师资。此为余一家之言，不但无意务博，亦无意于为《本草经》考证笺注也。

伤寒太阳经药第三

桂枝 桂枝有三种：曰桂，曰牡桂，曰菌桂。一曰肉桂，李时珍《本草纲目》谓菌桂即肉桂，桂枝则在牡桂条下。张石顽《本经逢原》谓桂枝是肉桂之枝，不当在牡桂条下。此非实地考查不可，今姑置之。

寇宗奭《本草衍义》曰：桂，甘、辛，大热。《素问》云：辛甘发散为阳。故汉·张仲景治伤寒表虚皆须此药，正合辛甘发散之意。《逢原》云：仲景治中风、解表皆用桂枝汤。又云：无汗不得用桂枝。其义云何？夫太阳中风，阳浮阴弱。阳浮者，热自发；阴弱者，汗自出。卫实营虚，故发热汗出，桂枝汤为专药。又太阳病发热汗出者，此为营弱卫强，阴虚阳必凑之，皆用桂枝发汗。此调其营则卫气自和。风邪无所容，遂从汗解，非桂枝能发汗也。汗多用桂枝汤者，以之与芍药调和营卫，则邪从汗去，而汗自止，非桂枝能止汗也。世俗以伤寒不得无汗用桂枝者，非也。

按：此说非是解见后。

麻黄汤、葛根汤未尝缺此，但不可用桂枝汤，以中有芍药酸寒收敛表膝为禁耳。若夫伤寒尺脉不至，是中焦营气之虚不能下通于卫，故需胶饴加入桂枝汤中，取稼穑之甘，引入胃中，遂名之曰建中；更加黄芪，则为黄芪建中，借表药为里药，以治男子虚劳不足。《千金》又以黄芪建中汤换入当归，为内补建中汤，以治妇人产后虚羸不足。不特无余邪内伏之虞，并可杜阳邪内陷之患。非洞达长沙妙用，难以领会及此。

按： 石顽所说有可商之处。伤寒无汗，当然不可用桂枝，其理由如下。《伤寒论》云：翕翕发热，漐漐汗出。翕翕形容形寒，漐漐形容汗漏。汗从汗腺出，有分泌神经司启闭，有感觉神经司寒暖，热则汗腺开，寒则汗腺闭，二者本相应。今翕翕发热，却又瑟瑟恶寒，是二者均失职也。桂枝性温，其药位在肌表，其辛辣之味含有刺激性，能使颓靡者兴奋。因具此条件，故服此药恰恰与病相合，能使恶寒罢而汗不漏。若无汗恶寒之病，正苦汗[1]腺闭而不开，集表之体温无从疏泄，若复用桂枝，则闭者益闭，热不得解，故发热无汗之病，期期不可用桂枝也。发热无汗，用麻黄汤，其中亦有桂枝者，乃因形寒而设。桂枝是副药，麻黄能开闭发汗，协以桂枝，有两个意义：其一，取其温性佐麻黄以驱寒；其二，取其刺激性使汗出之后启闭不失职。有一种病，发汗之后，遂漏不止者，单任麻黄不用桂枝之过也。两力不相消，是药效之公例。故古方温凉

---

① 汗：原为"肝"，疑误而改。

并用，攻补兼施，能有乩坠颓顽之妙，今云非桂枝能发汗，非桂枝能止汗，则医者用药标准难矣。三阴之用桂枝，亦正因漏汗与肌表无阳。阴症之汗与阳症之汗不同，详后少阴篇。诸建中之用，亦同一个理。凡虚而阳不足，自汗盗汗者，建中为效甚良。若阴不足者，不但建中不适用，黄芪且是禁药。详后黄芪条。

麻黄 麻黄苦，温，无毒。去根节，汤泡，去沫，用其根能止汗，若连根节服令人汗出不止。《本经》主中风、伤寒、头痛、温疟，发表出汗，去邪热气，止咳逆上气，除寒热，破癥坚积聚。《逢原》云：麻黄微苦而温，中空而浮，入足太阳，其经循背下行。本属寒水而又受外寒，故宜发汗，去皮毛气分寒邪以泄寒实，若过发则汗多亡阳。或饮食劳倦及杂病自汗表虚之证用之，则脱人元气，祸患莫测。麻黄治卫实之药，桂枝治卫虚之药。二物虽为太阳经药，其实营卫药也。心主营血，肺主卫气，故麻黄为手太阴肺经之药，桂枝为手少阴心经之药。伤寒伤风而咳嗽用麻黄桂枝汤，即汤液之源也。麻黄乃治肺经之专药，故治肺病多用之。仲景治伤寒，无汗用麻黄汤，有汗用桂枝汤。津液为汗，汗即血也，在营即为血，在卫即为汗。寒伤营，营血不能外通于卫，卫气闭固，故无汗发热而恶寒。风伤卫，卫气不能内护于营，营气不固，故有汗发热而恶风。是证虽属太阳，而肺实受邪气。盖皮毛外闭，邪热内攻，肺气拂郁，故用麻黄、甘草同桂枝引出营分之邪，达之于表，佐以杏仁泄肺而利气。是麻黄汤，虽太阳发汗重剂，实为发散肺经邪郁之药也。腠理不密，则津液外泄，而肺气自虚。虚则补其母，故用桂枝同甘草外散风邪以救表，内伐肝木以助脾，皆是脾肺之药。是则桂枝虽太阳解肌轻剂，实为理脾救肺之药也。又少阴证发热脉沉，有麻黄附子细辛汤。少阴与太阳为表里，所谓熟附配麻黄，补中有发也。《本经》云：治温疟系湿疟，乃传写之误。

按：麻黄能定喘，桂枝能强心。所以能定喘，因散肺中之外感；所以能强心，因固表，血液不耗损。石顽说：麻黄手太阴经药，桂枝手少阴经药。此即指药位与定喘、强心之事实适合。可知旧说确有价值。凡学说但能与事实吻合，便放诸四海而准，所谓殊途同归也。"虚则补其母"数语，是本《内经》，但尚未能以学理证明其价值，是当存而不论，惟亦为吾侪所不可不知者。又麻黄附子细辛汤，极有探讨价值。其理稍赜，其说甚长，当于少阴篇细辛条及附子条详之。

药物学讲义第二期

伤寒太阳阳明合病症药第四

葛根 甘，平，无毒，色白者良，入阳明。表药生用，胃热烦渴煨熟用。《本经》：主消渴，身大热，呕吐，诸痹，起阳气，解诸毒。《逢原》云：葛根，性升，属阳，能鼓舞胃中清阳之气。故《本经》主消渴、身热、呕吐，使胃气敷布，诸痹自开，其言起阳气、解毒者，胃气升发，诸邪毒自不能留而解散矣。葛根乃阳明经之专药，治头痛、眉棱骨痛、天行热气、呕逆，发散解肌，开胃止渴，宣斑发痘。若太阳经初病，头痛而不渴者，邪尚未入阳明，不可便用，恐引邪内入也。仲景治太阳阳明合病，自利反不利，但呕者，俱用葛根汤。太阳病，下之遂利不止、喘汗、脉促者，葛根黄芩黄连汤。此皆随二经表里寒热轻重而为处方。按症施治，靡不应手神效。又葛根葱白汤，为阳明头痛仙药。斑疹已见点，不可用葛根、升麻，恐表虚反增斑烂也。又葛根性轻浮，生用则升阳生津，熟用则鼓舞胃气，故治胃虚作渴，七味白术散用之。又清暑益气汤兼黄柏用者，以暑伤阳明，额颅必胀，非此不能开发也。

按：葛根之为两阳合病药，不但因伤寒两阳合病，仲景用此之故，凡形寒发热、唇燥、舌绛、汗出不澈，麻、桂均不可用时，得葛根良效。形寒是太阳，化热是阳明。已见阳明太阳未罢之候也，故知葛根是两阳药。凡伤寒阳明症已见，太阳未罢，得葛根良。太阳已罢，纯粹阳明经症，得葛根亦良。惟温病之属湿温及伏暑秋邪者不适用。此当于辨症加之注意。熟读《世补斋医书》者，往往一例横施，伏暑秋邪得此，反见白痦，则用之不当之为害也。石顽引邪入里之说，亦不确。葛根本向外达，无所谓引邪入里。伤寒纯粹太阳症，本当任麻、桂，葛根非其治也。斑疹为必用之药，亦并非已见点不可用。痧麻均以透达为主，所惧者是隔，岂有见点不可用之理。惟无论痧麻，舌绛且干者，为热入营分，非犀角、地黄不辨。误用葛根，即变症百出，是不可不知也。

【附】花能解酒毒。葛花解醒汤之用，必兼人参；但无酒毒者不可服，能损人元气，以大开肌腠、发泄伤津也。

阳明经药第五

生石膏　辛、甘、大寒，无毒。《本经》主中风寒热，心下逆气，惊喘，口干舌焦，不能息，腹中坚痛，除邪鬼，产乳，金疮。《逢原》云：人以石膏、葛根并为解利阳明经药。盖石膏性寒，葛根性温，功用讵可不辨。葛根乃阳明经解肌散寒之药。石膏为阳明经辛凉解热之药，专治热病、暍病、大渴引饮、自汗、头痛、溺涩、便闭、齿浮、面肿之热证，仲景白虎汤是也。东垣云：立夏前服白虎，令人小便不禁，降令太过也。今人以此汤治冬月伤寒之阳明证，服之未有得安者。

按：此说大谬。

不特石膏之性寒，且有知母引邪入犯少阴，非越婢、大青龙、小续命中石膏佐麻黄化热之比。先哲有云：凡病虽有壮热而无烦渴者，知不在阳明，切弗误与白虎。《本经》治中风寒热，是热极生风之象。邪火上冲，则心下有逆气及惊喘。阳明之邪热甚，则口干舌焦不能息；热邪结于腹中则坚痛；邪热不散则神昏谵语等乎邪鬼。解肌散热外泄，则诸症自退矣。即产乳、金疮亦是郁热蕴毒，赤肿神昏，故可用辛凉以解泄之，非产乳、金疮可泛用也。其《金匮》越婢汤，治风水、恶寒无大热、身肿、自汗不渴。以麻黄发越水气，使之从表而散；石膏化导胃热，使之从胃而解。如大青龙、小续命等制，又不当以此执泥也。至于三黄石膏汤，又以伊尹三黄、河间解毒，加入石膏、麻黄、香豉、姜、葱，全以麻黄开发伏气，石膏化导郁热，使之从外而解。盖三黄石膏之有麻黄，越婢、青龙、续命之有石膏，白虎之加桂枝，加苍术，加人参，加竹叶、麦门冬，皆因势利导之捷法。《千金》五石丸等方，用以解钟乳、紫白石英、石脂等热性耳。《别录》治时气头痛，身热，三焦大热，皮肤热，肠胃中热气，解肌发汗，止消渴、烦逆、腹胀、暴气喘息、咽热者，以诸热皆由足阳明胃中邪热炽盛所致，惟喘息略兼手太阴病。此药散阳明之邪热，热邪下降则太阴肺气自宁，故悉主之。

【附】与石膏类似者，曰精理黄石，功用破积聚，杀三虫。《千金》炼石散，醋锻，水飞，同白蔹、鹿角，外敷石痈。

按：石顽谓葛根性温，殊不确。阳明经热，得葛根则解，是此药有消炎作用，绝无助热之事，何得谓之性温。葛根与石膏不同之处，葛根是向外发展，能祛散邪热，能发汗。背部虽形寒，苟已化热，不堪用麻黄者，葛根为效最良。所谓阳明症具，太阳未罢是其候也。石膏则专主消炎，并不能祛散外感。凡舌色干绛，渴而引饮，且烦躁者，即西人所谓炎，乃是对症之药，惟其无解表作用，故必病者自汗然后可用。如其无汗，虽渴热烦躁、舌色干绛，必与麻黄同用，所谓青龙汤、越婢汤者是也。故葛根解肌，石膏清热。至云冬月伤寒不可服之说甚谬。夏至一阴生，冬至一阳生。盛暑则人体外热而内寒，邪寒则人体外寒而内热。故夏日多真霍乱，其病当服附子，而隆冬多喉症，其病非石膏不解，此为甚显著者。不知石顽何以作此语。东垣之说，当另有缘因，不得断章取义，以为口实。

至壮热无烦渴者，不得妄与白虎。及外疡必赤肿，然后可与石膏，均甚确。尤有不可不知者，石膏为阳明药，阳明者不虚之病也。无论何病，虚则不适用。余分热病为四步，曰：阴胜而寒，阳复而热，阳虚而寒，阴虚而热。此本《内经》阴阳胜复之理。其第一步阴胜而寒，即太阳症；第二步阳复而热，即阳明症；第三步阳虚而寒，即少阴寒症；第四步阴虚而热，即少阴热症。此说最为明确。石膏之用为清热，其能清之热，限于第二步阳复而热之热；其第四步阴虚而热之热，绝对非石膏所能清，误用祸不旋踵。又余尝谓，胃气上逆，假使肺有风热者，则令人剧咳，与石顽"热邪下降，肺气自宁"之说不谋而合。药三反应有公例。热则上行，寒则下降也。上为太阳病主药，吾所举者虽简，然实题无剩义。太阳病至此已告一段落。太阳病者，病之浅者也。石膏已涉及阳明，吾列之卷首者，因热病本单丝不成线。胃之消化不能充分，然后易受外感，亦惟受有外感，然后消化力不充分，二者恒交互为用，故骤受非常之寒，可以发热，偶然多吃油腻，亦可以发热。此因肌表司汗腺之分泌神经、立毛神经，与胃中司胃腺之分泌神经有连带关系故也。病邪在表，汗而去之；停积在胃，涌而吐之；燥矢不下，攻而下之。是为汗、吐、下三法。活体感寒，必起反应而化热。既化热，则当清，清即消炎之谓。故汗、吐、下三法之外，又出一清法。化热已属阳明，然是寒之反应，营卫方面病，与食积之为病迥然不同。故以清法与汗法同为一卷。石膏是清药，芩、连亦是清药，但芩、连与太阳关系较少，与阳明关系较多，故列之第二卷。恶寒无汗为太阳证，发热烦躁为阳明证。既恶寒无汗，又发热烦躁，则麻黄、石膏同用，所谓大青龙者是也。有汗恶寒为太阳桂枝证，若兼见发热烦躁之阳明证，即桂枝、石膏同用，所谓桂枝白虎者是也。病已化热、化燥，背部拘急而唇干舌绛，此时本是葛根芩连证；若复见躁烦，则亦加石膏，所谓葛根葱白石膏汤是也。凡此皆参互错综之法。懂得参互错综，对于各方便迎刃而解，如士委地。其各种副药，后文另篇详之。

药物学讲义第三期

阳明经腑界说第六

《伤寒论》"辨阳明病脉证治篇"云：阳明之为病，胃家实是也。始吾以为《伤寒论》之说，胃与肠不甚分析，注家以胃家实为阳明腑证，仲景又屡言胃中有燥矢，燥矢安得在胃？是所谓胃即是肠，所谓胃家实，即是指肠实，明矣。今乃知不然。所谓胃家实，乃包括胃与肠两者而言。《内经》云：肠实则胃虚，胃实则肠虚。肠胃例不俱虚实，俱虚则饿死，俱实则难治。今就《辑义》本中阳明篇逐节按之，其界说甚为明显。卷四第十九页云：伤寒呕多，虽有阳明证，不可攻之；心下硬满者，不可攻之，攻之利遂不止者死；面合色赤，成无己云："合"，通也。不可攻之，必发热色黄者，小便不利也。此三个不可攻，皆积在胃，心下硬满，胃中食不化，幽门紧闭，不许通过。重药攻之，内部受创，利不止是陷，故死。呕，多胃气逆，固呕，贲门闭亦呕。成云：面色通赤，为热在经，不可下。所谓在经，即停积在胃之谓。凡本论中用大小承气各条，如手足濈然汗出，如绕脐痛拒按，如得调胃后转矢气，皆积在肠之明证也。今以积在胃为阳明经，积在肠为阳明腑，则全部《伤寒论》明白如话，不难读也。食物入胃，为第一道消化。停积在胃，则此第一道消化必然未竟其工作，故幽门不许通过，否则不停于胃中矣。其云：咽燥，口苦，腹当是"胸"字之误满而喘，身重。胃热而逆，故咽燥；胆逆，故口苦；胃部窒塞，故胸满而喘；病不在营卫，故发汗反躁；内热甚，反加温针，故躁不得眠；身重者，神经弛缓也。云：下之客气动膈，心中懊憹，舌上胎者，栀子豉汤主之。因知栀、豉是阳明经药。云：渴欲饮水，小便不利者，猪苓汤主之。则猪苓汤亦阳明经药。他如身黄之茵陈蒿汤、栀子柏皮汤、麻黄连轺赤小豆汤、得食欲呕之吴茱萸汤，皆阳明经药。此为阳明篇中所有之方。其太阳篇中之大小陷胸乃至诸泻心汤，亦阳明经药也。兹为次第释之。

栀豉汤、瓜蒂散第七

栀子 《本经》主五内邪气，胃中热气，面赤，酒疱，皶鼻，白癞，赤癞，疮疡。《逢原》栀子仁专除心肺客热。《本经》治五内邪气、胃中热气等病，不独除心肺客热也。其去赤癞、白癞、疮疡者，诸痛痒疮皆属心火也。炮黑，则专泻三焦之火及痞块中火，最清胃脘之血，屈曲下行，能降火从小便中泄去。仲景治伤寒发汗、吐下后，虚烦不得眠，心中懊恼，栀子豉汤主之。因其虚，故不用大黄。既亡血亡津，内生虚热，非此不去也。治身黄发热，用栀子柏皮汤。身黄腹满，小便不利，用茵陈栀子大黄汤，取其利大小便而蠲湿热也。古方治心痛，恒用栀子，此为火气上逆、气不得下者设也。今人泥丹溪之说，不问寒热通用，虚寒何以堪之？大苦寒能损伐胃气，不无减食、泄泻之虞，故仲景云：病人旧有微溏者，不可与之。世人每用治血，不知血寒则凝，反为败症。治实火之吐血，顺气为先，气行则血自归经。治虚火之吐血，养正为主，气壮则能摄血。此治疗之大法，不可稍违者也。

按：栀子性凉而下行，故能清热，而便溏者不可与，因本不便溏，得此能泻故也。

伤寒吐下后，虚烦不得眠，心中懊恼，为栀豉症。此最当注意，亦最难解。懊恼谓横直都不可，即虚烦之注脚。问何故虚烦不得眠，曰此吐下之反应也。凡药物去病，不能不损及正气。因食物在上而吐之，黏液胃酸承受食物而出，不仅所停之食物也。食物在下因而下之，肠中黏液水分随之而出，不仅粪块也。今既吐且下，所损实多。体内骤空，而余热犹在，因是病体代偿作用不健全。骤遭许多损失，仓猝不及补偿，则似嘈[①]非嘈，似痛非痛，莫名不适，即所

---

① 嘈：原作"馇"，依文义改。

谓虚烦懊恼也。吐则向上，泻则向下，吐下之后，而见懊恼，其脏气有乱意。栀子性凉，豆豉性散；栀子下降，豆豉上升；栀子消炎，豆豉散结，所以能收拨乱反正之功也。药物之公例。两力不相消，故升降并用，得凑调停之效。

豆豉 用黑豆淘净，伏天水浸一宿，蒸熟摊干，蒿覆三日，候黄色取晒，下甕筑实，桑叶厚盖泥封，七日取出，又晒，酒拌入甕，如此七次。主伤寒头痛、寒热烦闷、温毒发斑、瘴气恶毒，入吐剂发汗，并治虚劳喘吸、脚膝疼冷、大病后胸中虚烦，此为圣药。合栀子治心下懊恼；同葱白治温病头痛；兼人中黄、山栀、腊茶治温热疫疠，虚烦喘逆；同甘桔、葳蕤治风热燥咳，皆香豉为圣药。盖瓜蒂吐胸中寒实，豆豉吐虚热懊恼。得葱则发汗，得盐则涌吐，得酒则治风，得薤则治痢，得蒜则止血。生用则发散，炒熟则止汗。然必法上制者，方堪入药。入发散药，陈者为胜；入涌吐药，新者为良。以水浸绞汁，治误食鸟兽肝中毒，服数升愈。

附

诸豆

大豆 大豆，曰菽。色黄者入脾，泻而不补。色黑者入肾，泻中寓补。《本经》云：生研和醋涂痈肿；煎汁饮，杀鬼毒、止痛。《日华》云：制金石药毒。时珍云：水浸捣汁，解矾石、砒石、乌附、射罔、甘遂、巴豆、芫青、斑蝥百药之毒。古方取用甚多。炒熟酒淋治风毒、脚气、筋脉拘挛、产后中风、口㖞、头风、破伤风，炒熟酒淋所谓豆淋酒也。

扁豆 入脾经气分，和中止呕。得木瓜，治伤暑、霍乱。扁豆花治下痢脓血、赤白带下。扁豆叶治霍乱吐泻、吐利后转筋，叶一握，捣入醋少许，绞汁服。

大豆黄卷 黑大豆发芽是也。《本经》治湿痹痉挛。《金匮》薯蓣丸用之，取其入脾胃、散湿热。

赤小豆 即小豆之赤小而黑暗者，俗名猪肝赤。其性下行，通利小肠，故能利水降火，久食令人枯燥。瓜蒂散用之，以泄胸中寒实，正以利水清热也。生末敷痈肿，为伤寒发颐要药。发芽同当归治便血肠痈，取其能散蓄积之毒也。

绿豆 甘凉解毒，能明目，解附子、砒石诸药毒，而与榧子相反，误犯伤人。绿豆粉治痈疽，内托护心丹极言其效。真粉乃绿豆所作取。陈者蜜调敷痘毒，痘疮湿烂不结痂者，干扑之良。绿豆壳治痘生目翳。

蚕豆 性甘温。中气虚者，食之腹胀。《积善堂方》言，一女子误吞针入腹，诸医不能治，有人教令煮蚕豆同韭菜服之，针自大便同出。误吞金银者用之皆效。

刀豆子 治病后呃逆。烧灰存性，白汤调服二钱即止。

按：呃有多种，寒者用丁香柿蒂良，热者犀角地黄良。因是横膈膜痉挛，兼神经性，故屡见时医用刀豆子等效。

瓜蒂 《本经》：上品，味苦，性寒。主治大水，身面四肢浮肿，下水谷蛊毒，咳逆上气及食诸果病在胸膈，吐下之。《别录》：去鼻中瘜肉，疗黄疸。《大明》①：吐风热痰涎，治风眩头痛、癫痫喉痹、头目有湿气。王好古云：得麝香、细辛，治鼻不闻香臭。仲景云：病如桂枝证，头不痛，项不强，寸脉微浮，胸中痞硬，气上冲，咽喉不得息者，此为胸中有寒也，当吐之。太阳中暍，身热头痛而脉微弱，此夏月伤冷水，水行皮中也，宜吐之。少阳病，头痛、发寒热、脉紧不大，是膈上有痰也，宜吐之。病胸上诸实，郁郁而痛，不能食，欲人按之，而反有浊涎下利，日十余行，寸口脉微弦者，当吐之。宿食在上脘者，当吐之，并宜以瓜蒂散主之。惟诸亡血家不可与瓜蒂散也。李东垣云：《难经》曰上部有脉，下部无脉，其人当吐不吐，则死。此饮食内伤，填塞胸中，食伤太阴风木生发之气，伏于下，宜瓜蒂散吐之。《素问》所谓木郁则达之也，吐去上焦有形之物，则木得舒畅，天地交而万物通矣。若尺脉绝者，不宜用此，恐损本元，令人胃气不复也。按《内经》以五行配四时，以四时配五脏，春气主生，肝病恒当春发作，无病则意志愉快，故春配肝。春主生，木为代表，故有肝木之术语。其他详余所著《内经纲要》。

---

① 《大明》：即《大明本草》，亦名《日华子诸家本草》，其书已佚。

所谓食伤太阴，谓脾也。在生理，食物不直接伤脾，其说不确然。肝与胃实有密切关系，云吐去有形之食物，则肝得舒畅，却是事实。又食物不得停上膈，上膈是食道，食物如何能停食道中？凡云食停上膈者，皆在胃也。不过胃中停积，贲门闭则食物不得入，入辄呕而膈间不适。仲景谓病如桂枝症，不头痛、项强而胸中痞硬，此最足为用瓜蒂散之标准。此症小孩最多，用吐法亦最稳捷，余屡用之，惟不定能吐，药后仍须鸡羽探喉，但得吐数口，胃气得伸，贲门开则幽门亦开，其余积自能下行，从大便出。故药后所吐者仅十之二三，所下者乃十之七八。《伤寒》方用瓜蒂、赤小豆、香豉，余习用者，为栀、豉加瓜蒂，取山栀能泻也。《纲目》谓须用甜瓜蒂，今药肆中仅有南瓜蒂。其分量为生山栀、豆豉各三钱，南瓜蒂两枚。

柏皮　黄柏之皮也。苦、寒，无毒。生用降实火；酒制治阴火上炎；盐制治下焦之火；姜制治中焦痰火；姜汁炒黑治湿热；阴虚火盛、面赤戴阳，附子汁制。《本经》主五脏肠胃中结热、黄疸①、肠痔，止泄痢、女子漏下赤白、阴伤蚀疮。《逢原》云：黄柏苦燥，为治湿热之专药。详《本经》主治皆湿热伤阴之候。即漏下赤白，亦必因热邪伤阴，火气有余之患，非崩中久漏之比。仲景栀子柏皮治身黄发热，得其旨矣。

按：发黄为胆汁不循轨道，混入血中之故。胆汁为消化要素，

---

① 疸：原作"瘅"，现依文义改。下同。

今不向下行，第二道消化病。第一道消化亦病，故患此者，恒见舌质绛而黄苔湿润，故当列之阳明经症之中，以胃热故也。旧说湿热亦甚确。凡患此者，溲必不利而舌则常润，是体中有遇剩水分也。当是其人素有湿病，胃气不伸，热而上逆，胆汁从输胆管渗漏而出，因而混入血中。凡湿家虽发热，各组织亦无弹力。柏皮燥湿者，即是能使无弹力者增加弹力之故。本论中治黄之方凡三：曰栀子柏皮汤，曰茵陈蒿汤，曰麻黄连轺赤小豆汤。本论栀子柏皮汤条下有"伤寒瘀热在里，身必黄"之文。钱注云：瘀留蓄壅滞也，伤寒郁热与胃之湿气互结，蒸湿如淖泽中之淤泥，黏泞不分也。本条只用栀子，不用大黄，可知积在胃，非大黄所宜。茵陈蒿汤云：身黄如橘子，小便不利，腹微满，是则兼及肠部，故用大黄。其麻黄连轺赤小豆条，则因无汗。凡黄属湿，当从汗与溲祛也。黄柏苦甚，亦燥甚，不能多用，以四分为率。若用一钱以上，流弊甚大，苦寒能化火，且戕肾也。

诸泻心汤第八

川连　苦，寒，无毒。产川中者，中空色正黄，截开分瓣者为上。生用，泻心火；猪胆汁炒，泻肝胆虚火；治上焦热用醋炒，中焦姜炒，下焦盐水炒；气分郁结肝火，煎吴萸汤炒；血分癥块中伏火，同干漆末炒。解附子、巴豆、轻粉毒，忌猪肉。《本经》主热气、目痛、眦伤、泣出、明目，治肠澼、腹痛下痢、妇人阴中肿痛。《逢原》云：川连性寒，味苦，气薄，味厚，降多升少，入手少阴、厥阴，苦入心，寒胜热。黄连、大黄之苦寒，以导心下之实热，去心窍恶血。仲景九种心下痞，五等泻心汤皆用之。泻心者，其实泻脾，实则泻其子也。下痢、胃呆、虚热、口噤者，黄连人参煎汤时时呷之。如吐再饮，但得一呷下咽便好。诸苦寒药多泻，惟黄连、芩、柏性寒而燥，能降火去湿、止泻痢，故血痢以之为君。今人但见肠虚渗泄，微似有血，不顾寒热多少，便用黄连，由是多致危殆。至于虚冷白痢及先泻后痢之虚寒证，误用致死者多矣。诸痛疡疮，皆属心火。眼暴赤肿痛不可忍，亦属心火，兼挟肝邪，俱宜黄连、当归，以能清头目、坚肠胃、祛湿热，故治痢及目疾为要药。妇人阴肿痛，亦是湿热为患，尤宜以苦燥之。古方治痢，香连丸用黄连、木香，姜连散用干姜、黄连，佐金丸用黄连、吴萸。治消渴用酒蒸黄连，治口疮用细辛、黄连，治下血用黄连、胡蒜，皆是寒因热用、热因寒用，而无偏胜之害。然苦寒之剂，中病即止，经有久服黄连、苦参反热之说。此性惟寒，其味至苦，入胃则先归于心，久而不已，心火偏胜则热乃其理也。黄连泻实火，若虚火妄投，反伤中气，故阴虚烦热、脾虚泄泻、妇人产后烦热、小儿痘疹气虚作泻，并行浆后泄泻，皆禁用。

按：石顽所举禁用川连诸条是也，然不明其所以然之故。闻一知一，不足以应付也。川连之药位在胸脘，每用不可过四分。若一次服至一钱以上，能令人胸中觉空，燥扰不宁，至手足无措，故云泻心。若问何以如此，只从效力考察便可灼知其故。凡女人旧有滑胎之病者，佐金丸服至六分以上，可以堕胎。凡健体经阻，与桃仁四物可以不应，加佐金丸其经即行，可知此药能破血。是则凡涉及血虚之病，皆在所当禁，故肝虚、脾虚、痘疹皆在当禁之列。此物药位虽在胸脘，得吴萸则下行。身半以下主血者惟冲任，川连下行冲任当之，以故能堕胎行经。于此可以悟变更药位之方法。兹附诸泻心汤及方论于后。

泻心汤者，芩、连、参、半、干姜、甘草、枣也。《伤寒论》泻心汤凡五：曰半夏泻心汤，原方以半夏为主，计半升，升谓药升，约当今一立方寸；曰甘草泻心汤，原方重用甘草至四两，每两当今量七分六厘，《世补斋》有考；曰生姜泻心汤，原方加生姜四两；曰附子泻心汤，其方为大黄、芩、连、附子四味；曰大黄泻心汤，其方为大黄、黄连两味。此五方均用川连，无川连不名为泻心也。《伤寒论》太阳篇有四种病，皆当入阳明经症者。其一为吐下后虚烦不得眠，心中懊憹之栀子豉汤证。其二为表未解，医反下之，膈内拒痛、短气躁烦、心中懊憹、阳气内陷、心下因硬之结胸症。其三为如结胸状，饮食如故、时时下利、关脉细小沉紧、舌上白、苔滑之脏结症。其四为胸脘但满不痛者，为痞之泻心汤症。此四种皆胃病，皆可谓之阳明经症，而递深递重，为四个阶级。栀豉症为拨乱反正，说详前。痞为但满不痛，其病有寒有热，表未解而下之，热入里，因作痞，此由于反应而属热者。病发于阴而反下之，因作痞，此属反应而属寒者。伤寒五六日发热而呕，柴胡证具，而以他药下之，若不汗出而解，胸下满而不痛者为痞，宜半夏泻心汤。本论云此种虽下之，不为逆。既非逆，何以痞？观用半夏泻心汤，则知有痰，当是其人本有痰湿。此即药以测症之法。用此法以例其余，则知附子泻心汤有附子，复有大黄，是寒积；大黄泻心汤仅有大黄、黄连，是热积；生姜泻心是寒湿；甘草泻心是偏于虚者。凡用泻心，以其人胸满不拒按为标准，若按之痛者，便是结胸，痞之理由，十九亦属反应。吾《辑义》"按"中释之甚详，可以参看。但当时为旧说所拘，不悟此种皆属胃，皆当入阳明经。此属不了解，遂如隔一层膜，言之不能彻底，而总觉太阳篇头绪纷繁，无从整理也。

药物学讲义第四期

陷胸丸并论第九

葶苈 辛、苦，寒，有小毒。酒浸焙用，疗实水满急。生用，《本经》主癥瘕积聚、结气、饮食寒热、破坚逐邪、通利水道。《发明》葶苈苦寒，不减消黄，专泄肺中之气，亦入手阳明、足太阳，故仲景泻肺汤用之。肺气壅塞则膀胱之气化不通。水湿泛滥为喘满，为肿胀，为积聚种种。辛能散，苦能泄，大寒沉降，能下行逐水，亦能泄大便，为其体轻性沉降，引肺气下走大肠，又主肺痈喘逆、痰气结聚、通身水气。脾胃虚者宜远之。大戟去水，葶苈愈胀，用之不节，反乃成病。葶苈有甘苦二种，缓急不同，大抵甜者性缓，虽泄肺而不伤胃。然肺之水气病势急者，非此不能除。水去则止，不可过剂。

按：葶苈性甚悍，凡用此须辨是闭是水。是水可用，是闭不可用。沪上儿科，对于小孩痧子，气急剧咳、鼻扇之急性肺炎，往往用葶苈八分一钱，乃至钱半。此误也。痧子前驱症之气急鼻扇，乃是痧不得出之故，是闭不是水。无汗者，当用麻、杏发汗，以开肺气；有汗者，当清肺胃之热，佐以透发痧子之药，如葛根、升麻之类，而监以苏子降气；一面更用芫荽外熨，无价散外达，方是根治之法。若用葶苈，此药泻肺之力量甚峻，等于伤寒太阳未罢而反下之，或且加甚，表热入里，必作结胸，而肺炎仍在，肺气则因药而虚。此其危险程度，思之可怖。虽有十之一二幸得挽救，更有其他原因。断断乎不可以此药为法也。欲知闭与水之辨，仍不能不注意于证。凡有汗者，过剩之水分得从汗出，溲畅者，过剩之水分得从溲出，如此而咳而喘可以断言决非因水。凡肺水为患之病有余者，方可用葶苈，虚者决不可用葶苈。则肺萎不可用，肺痈方可用。痈与萎之辨，固甚易易也。萎则面色苍白，痈则面赤；萎则咳无力、脉弱气短，痈则咳有力、脉滑大、气粗；萎属阴，痈属阳；萎必恶寒，痈必恶热。无论眼下有无卧蚕，手脚有无浮肿，汗溲均小者为水，均多者非是。如此各方考察，则病无遁形。然尤有不可不知者。肺虚之极，其咳反大有力，刻不得宁。又有一种真肺病，大虚将死而恶热异常，面色亦不苍白，然实是假象。吾曾见伧①医用细辛钱半乃至三钱治咳，其人药后剧咳竟无休息时。余以麦冬、五味子救之而愈。又曾治劳病吐血，冬月病者，单衣尚叫热不已。前者为肺气

---

① 伧：古代讥人粗俗、鄙贱。

不敛，后者为真阳外越，皆大虚之盛候也。此种最难辨别，所以须合色脉证病历，综合参考。若大虚之盛候，而误用葶苈，祸不旋踵，可不慎哉。大陷胸丸之用葶苈，乃偏于治水者。

甘遂 色白味苦，先升后降，乃泻水之峻药。《本经》治大腹疝瘕、面目浮肿、留饮宿食等病，取其苦寒迅利，疏通十二经，攻坚破结，直达水气所结之处，仲景大陷胸汤、《金匮》甘遂半夏汤用之，但大泻元气，且有毒，不可轻用。肾主水，凝则为痰饮，甘遂能泄肾经湿气，治痰之本也，不可过服，中病即止。仲景治心下留饮，与甘草同用，取其相反而立功也。《肘后方》治身面浮肿。甘遂末二钱，雄猪肾一枚，分七片，入末，拌匀，湿纸裹煨令熟，每日服一片，至四五服，当腹鸣小便利，是其效也。然水肿、鼓胀类多脾阴不足，土虚不能制水，法当辛温补脾，实水兼利小便。若误用甘遂、大戟、商陆、牵牛等味，祸不旋踵。癫痫、心风血邪，甘遂二钱为末，以猪心管血和药入心内缚定，湿纸裹煨熟，取药入辰砂末一钱，分四圆。每服一圆，以猪心煎汤下，大便利下恶物为效，未下更服一圆。凡水肿未全消者，以甘遂末涂腹绕脐令满，内服甘草汤，其肿便去。二物相反，而感应如此，涂肿毒如上法，亦得散。又治肥人猝耳聋，甘遂一枚，绵裹塞耳中，口嚼甘草，耳卒然自通也。《伤寒辑义》日医丹波元坚引《周礼》释云：上地夫一廛，夫间有遂，遂上有径，十夫有沟。郑注：沟遂皆所以通水于川也。此甘遂之所以得名，故知此为利水之主要药。

按：此物有大毒，且其力量非常，余中岁曾服煮婆丸，此丸泻利之力量甚猛悍，为药共三十味，下药仅甘遂，且只一分。固知煮婆丸是总和力，不能谓全是甘遂。然此等悍药不可尝试，甚为显著。且此等药宜于大风蛊毒，伤寒结胸症不过太阳误下，亦非此不可邪？凡此均不能无疑义。余曾求用陷胸汤经验，亦无有应者，是当从盖阙之列。

栝蒌实 甘，寒，无毒。去壳纸包，压去油用。反乌、附。《逢原》栝蒌实润，宜其为治嗽、消痰、止渴之要药，以能洗涤胸中垢腻郁热耳。仲景治喉痹引心肾咳吐、喘息及结胸满痛，皆用栝蒌实，取其寒不犯胃气，能降上焦火，使痰气下降也。其性较栝蒌根稍平而无寒郁之患，但脾胃虚及呕吐自利者不可用。

半夏 辛，温，有毒。汤浸，同皂荚、白矾煮熟，姜汁拌，焙干用；或皂荚、白矾、姜汁、竹沥四制尤妙。咽痛醋炒用。小儿惊痰发搐及胆虚不得眠，猪胆汁炒。入脾胃丸剂，为细末，姜汁拌盦作曲，候陈炒用。反乌附，以辛燥鼓激悍烈之性也。忌羊血、海藻、饴糖，以甘咸凝滞开发之力也。《逢原》半夏为足少阳本药，兼入足阳明；太阴虚而有痰气，宜加用之；胃冷呕哕方药之最要者。止呕为足阳明，除痰为足太阴，柴胡为之使，小柴胡汤用之，虽为止呕，亦助柴胡、黄芩止往来寒热也。《本经》治伤寒寒热，非取其辛温散结之力欤。治心下坚胸胀，非取其攻坚消痞之力欤。治咳逆头眩，非取其涤痰散邪之力欤。治咽肿痛，非取其分解阴火之力欤。治肠鸣下气止汗，非取其利水开痰之力欤。同苍术、茯苓治湿痰，同栝蒌、黄芩治热痰，同南星、前胡治风痰，同白芥子、姜汁治寒痰。惟燥痰宜栝蒌、贝母，非半夏所能治也。半夏性燥，能去湿豁痰健脾。今人惟知半夏去痰，不言益脾利水。脾无留湿，则不生痰，故脾为生痰之源，肺为贮痰之器。半夏能治痰饮及腹胀者，为其体滑而味辛性温也。二陈汤能使大便润而小便长，世俗皆以半夏、南星为性燥矣。湿去则土燥，痰涎不生，非二物之性燥也。古方治咽痛喉痹，吐血下血，多用二物，非禁剂也。《灵枢》云：阳气满则阳跷盛，不得入阴。阴燥则目不瞑，饮以半夏汤一剂，通其阴阳，其卧立至。半夏得栝蒌实、黄连，名小陷胸汤，治伤寒小结胸。得鸡子清、苦酒（即醋），名苦酒汤，治少阴咽痛生疮、语声不出。得生姜，名小半夏汤，治支饮作呕。得人参、白蜜，名大半夏汤，治呕吐反胃。得麻黄蜜丸，治心下悸忪。得茯苓、甘草，以醋煮半夏，共为末，姜汁糊丸，名消暑丸，治伏暑引饮，脾胃不和。此皆得半夏之妙用。惟阴虚羸瘦，骨蒸汗泄，火郁头痛，热伤咳嗽，及消渴肺萎，咳逆失血，肢体羸瘦禁用。以非湿热之邪，而用利窍行湿之药，重竭其津，医之罪也，岂药之咎哉！

按：半夏、栝蒌实皆治痰。栝蒌与川连药位皆在中脘，半夏之药位在胃。小结胸之硬而拒按处，正在心下，得此即解，故曰小陷胸。小陷胸与诸泻心汤略相似，而用处更多。热病无有不胸闷者，往往痞与结不甚分明，此方用为副药，尚无流弊，惟限于伤寒。其伏暑秋邪而见白痦者不效，即石顽所谓阴虚禁用者也。

茵陈蒿汤第十

茵陈蒿 苦，平，微寒，无毒。《本经》：除风湿、寒热邪气、热结黄疸。《逢原》云：茵陈有二种。一种叶细如青蒿者，名绵茵陈，专于利水，为湿热黄疸要药。一种生子如铃者，名山茵陈，又名角蒿，其味辛、苦，有小毒，专于杀虫，治口齿疮绝胜，并入足太阳。《本经》主风湿寒热，热结黄疸，湿伏阳明所生之病，皆指绵茵陈而言。仲景茵陈蒿汤以之为君，治湿热发黄。栀子柏皮汤以之为佐，治燥热发黄。其麻黄连轺赤小豆方以之为使，治瘀热在里而身黄。此三方分治阳黄也。其治阴黄，则有茵陈附子汤。蓄血发黄，则非此能治也。《外台》治齿龈宣露；《千金》治口疮齿蚀，并烧灰涂之，有汁吐去，一宿即效。

按：凡黄皆胆汁混入血中，阳黄如此，阴黄亦如此。所以分阴阳者，为虚实也。大都实者皆属热，虚则属寒。阳黄色如橘子，阴黄则作淡姜黄色。然不仅辨之于色泽，阳黄唇舌必绛，苔必黄，肤必热，溲必赤；阴黄则无论有汗无汗，肤必冷，四肢面目皆必有肿意，不必显然发肿，眼下有卧蚕，脚背或踝间微浮皆是也。所以然之故，凡阴黄其癥结是寒湿，脾脏受创，然后黄色见之于外。无论虚实寒热，茵陈总是特效药。妇人血崩之后，发黄者谓之血疸。其面部必肿，冲任及内肾受伤也。女子冲任伤则面肿，男子肾脏伤则脚肿。此种类于大病之后见之，奇难治，幸而得愈，其人亦必不久于人世。故江浙有"男怕穿靴，女怕戴帽"之谚。血疸乃血中色素坏变，故非茵陈所能治。其胆汁入血之黄，乃与消化系有密切关系之病，故当入之阳明经病中。

阳明腑症药第十一

大黄 味苦，气寒。主下瘀血，血闭寒热，破癥瘕积聚、留饮宿食，荡涤肠胃，推陈致新，通利水谷，调中化食。黄芩为之使，无所畏，忌冷水，恶干漆。之才云：得芍药、黄芩、牡蛎、细辛、茯苓，疗惊、恚怒、心下悸气；得硝石、紫石英、桃仁，疗女子血闭。丹溪云：大黄乃足太阴、手足阳明、手足厥阴五经之药，凡病在五经血分者宜用之，若用于气分，是诛伐无过矣。泻心汤治心气不足。吐血、衄血者，手厥阴心包络、足厥阴肝、足太阴脾、足阳明胃之邪火有余也，虽泻心，实泻血中四经之伏火也。又仲景治心下痞满，按之软者，用大黄黄连泻心汤。此亦泻脾胃之湿热，非泻心也。病发于阴而反下之，则作痞，乃寒伤营血，邪气乘虚结于上焦。胃之上脘在于心，故曰泻心，实泻脾也。《素问》云：太阴所至为痞满。又云：浊气在上则生䐜胀是矣。病发于阳而反下之，则成结胸，乃热邪陷入血分，亦在上脘分野。仲景大陷胸汤丸皆用大黄，亦泻脾胃血分之邪，而降其浊气也。若结胸在气分，则只用小陷胸汤。痞满在血分，则用半夏泻心汤矣。成无己云：热淫所胜，以苦泄之。大黄之苦，以荡涤瘀热，下燥结而泄胃强。苏颂云：梁武帝病热，欲服大黄，姚僧垣以为不可，帝不从，几殆。梁元帝有心腹疾，诸医用平剂，僧垣以为脉洪，实有宿妨，非大黄不可，帝从之，遂愈。然则后世用一毒药偶中，谓此方神奇，其差误则不言，所失多矣。

按：大黄下积，用之当乃效；若服之大便不行，即是误服，内部必伤。时医用二三钱，见无大便，以为药力未及够。此大谬也。吾常治至重之阳明腑证两人。其一三十余，女人，所见满屋皆鬼，用大承气大黄一钱半分，两次服，药后鬼魅全消。又尝治一小孩，脉伏耳聋，昏不知人，伏枕作叩头状，其叩头作机械式，如此者三日夜，满舌厚腻，灰苔。余见其动而不静，合之舌苔，断为阳明腑证，亦予大承气，大黄亦一钱半，顿服，遂得安寐。翌日，下宿粪半围桶，更予以麻仁丸三钱，又下多许，七日乃能言。然后知大黄最重剂，不得过一钱半。又此物得甘草则缓，得芒硝则悍。其猛悍与否，不在分量，而在副药。则与芒硝同用，真非可轻易尝试者矣。

三承气皆下肠积。调胃承气，名虽调胃，亦是攻肠中宿垢。他如大柴胡汤、茵陈蒿汤、大黄泻心汤，皆是攻肠。一言以蔽之，肠无积，不得用大黄，盖此物药位在肠故也。故三承气为阳明腑证药。积是否在肠，辨之之法如下：舌苔黄者，为积在肠。吴又可谓：苔黄者，为温邪已到胃。所谓到胃，实是到肠。然但云黄，尚不足以明其分际，须黄厚微润者，为可攻之候。若燥甚，则胃肠两部均无液，漫然攻之，必创其内部。此其重心在胃燥热，不是肠中矢燥。矢燥，舌苔不定燥。如前所述之小孩，舌苔灰厚腻润，是承气证，并不必黄。又若干黄苔紧砌，舌面如一层薄漆，此种是虚证，当补不当攻，攻之则死。更有黄厚苔带黑，其厚非常，如锅焦状，是胃败不救症，所谓舌苔大虚之盛候也。辨舌之外，更须辨之以证。绕脐痛其一，转矢气其二，拒按其三，手足漐漐汗出其四。凡此皆属燥矢已结，可以攻下之证据。虽自利粪水，亦属热结可攻之候。又吐血、衄血，古人虽言可以用大黄，然其理不可通，殊未可漫然尝试。妇人不月，属瘀属实，有可用之理。惟轻者，桃仁四物加川连、川楝子已足济事；重者，用虫蚁搜剔法，或䗪虫丸较稳，可以不用，宁不冒险也。

芒硝 在朴硝条下。其硝石另是一物。余常用玄明粉，玄明粉即朴硝所提炼者。王好古曰：玄明粉治阴毒，非伏阳在内不可用，若用治其阴毒，杀人甚速。丹溪云：玄明粉火锻而成，其性当温，久服轻身驻颜等说，岂理也哉。予亲见一二朋友，不信余言而亡故，书以为戒。时珍云:《本经》朴硝炼饵,轻身神仙,盖方士窜入之言。此药肠胃实热积滞,年少气壮者,量予服之,亦有速效。若脾胃虚冷及虚火动者,是速其咎矣。主治心热烦躁,并五脏宿滞癥结,明目,退膈上虚热,消肿毒。

马牙硝 甘,大寒,无毒。除五脏积热、伏气。末筛点眼赤,去赤肿、障翳、涩、泪痛,亦入点眼药中用,功同芒硝。《内经》云:咸味,下泄为阴。又云:咸以软之,热淫于内,治以咸寒。气坚者,以咸软之;热盛者,以寒消之。故仲景三承气皆用芒硝,以软坚去实热。结不至坚者,不可用也。马牙硝、芒硝皆朴硝提炼之精者,朴硝涩甚,质浊,不堪使用。

药物学讲义第五期

伤寒少阳症药第十二

柴胡 《本草经疏·下》云：仲景小柴胡汤同人参、半夏、黄芩，治伤寒往来寒热、口苦、耳聋、胸胁痛、无汗，又治少阳经疟、往来寒热，亦治似疟非疟、大便不实。邪不在阳明者，在大柴胡汤，治伤寒表里俱急。伤寒百合证有柴胡百合汤。东垣治元气劳伤、精神倦怠，用参、芪、白术、炙甘草、当归，佐以柴胡、升麻，引脾胃之气行阳道，名补中益气汤。本方去当归，加茯苓、猪苓、泽泻、干葛、神曲，名清暑益气汤。同四物去当归，加泽兰、益母草、青蒿，能治热入血室。同升麻、干葛等，能升阳散火。同生地黄、黄连、黄柏、甘草、甘菊、玄参、连翘、羌活、荆芥穗，治暴眼者。柴胡性升而发散，病人虚而气升者忌之。呕吐及阴虚、火炽炎上者，法所同忌。疟非少阳经者勿入。治疟必柴胡，其说误甚。不可久服，亦无益精明目之理。尽信书则不如无书，此之谓也。今柴胡俗用有二种：色白黄而大者，曰银带胡，用以治劳热骨蒸；色微黑而小者，用以解表发散。《本经》并无二种之说，功用亦无分别，但云银州者为最，则知其优于升散而非除虚热之药，明矣。《衍义》所载甚详，故并录之。

寇宗奭《衍义》曰：柴胡，《本经》并无一字治劳，今人方中，鲜有不用者。呜呼！凡此误世甚多。尝原病劳，有一种真脏虚损，复受邪热，当须斟酌用之。如经验方中治劳热，青蒿煎之，用柴胡正合宜耳，服之无不效。热去则须急已。若或无表热，得此愈甚，虽至死人亦不悟。目惠甚多，可不戒哉。日华子又谓：补五劳七伤。《药性论》亦谓：治劳乏羸瘦。若此等苟病无实热，医者执而用之，不死何待！注释本草，一字不可忽，万世之后，所误无穷也。

按：今之习用者有银柴胡、北柴胡，又有书竹柴胡者，谓竹叶柴胡即银柴胡也。时医认银柴胡为调理药，当即本《药性论》。曾见用此杀人者屡屡，故吾于此药惊而远之。惟小孩伤寒系风温，咳而将作痧子者，柴胡、葛根同用，颇能收透发之效。见气急者不可用。女人经行淋沥不净，见潮然为虚，柴胡、鳖甲、青蒿同用，为效颇良。若暑湿温用之，为祸最烈。通常所见疟疾，皆兼暑湿者，用小柴胡治之，不但无效，且变症百出；若用常山，三两剂即愈。熟读《伤寒论》者，往往泥古，虽与力争，亦不信，可慨也。

常山　《本经》主伤寒、寒热、温疟、鬼毒、胸中痰结、吐逆。

《逢原》：须发散表邪及提出阳分之后服之。生用多用，则上行必吐。若酒浸炒透，则气稍缓，用钱许，亦不致吐也。得甘草则吐，得大黄则痢。盖无痰不作疟。常山专在驱痰逐水。杨某云：常山治疟，人多薄之。疟家多蓄痰液黄水，或停储心下，或结癖脐间，乃生寒热。法当吐涎逐水，常山岂容不用！所以《本经》专主寒热、温疟、痰结吐逆。以疟病多由伤寒寒热，或时气湿痰而致痰水蓄聚心下也。蕴热内实之症，投以常山，大便点滴而下，似泄非泄，用大黄为佐，泻利数行，然后获愈。常山阴毒之草，性悍，损真气。夏伤于暑，秋为痎疟，及疟在三阴，元气虚寒人，常山、穿山甲皆为戈戟。

按：常山治疟，确优于柴胡。不与甘草、大黄同用，并不吐泻。轻者用四分许，重者用八分许，为效甚良，虽虚人亦效。凡虚羸之极者，可以副药补之，如归身、生地之类。凡用常山之标准，须先寒后热，发有定时，热退能清，否则不适用。

伤寒三阳界说并方总说明第十三

太阳之为病，头项强痛而恶寒。此为《伤寒论》第一节，古人所谓太阳症提纲。本文虽无发热字标，又后文有"或已发热，或未发热，必恶寒"之文，然伤寒是热病，不发热不名为伤寒。如今为容易明白计，可云：太阳病，脉浮，头项强痛，发热而恶寒。此有有汗、无汗之辨：有汗者、脉缓，为风伤卫，桂枝汤主之；无汗者、脉紧，为寒伤营，麻黄汤主之。

伤寒之例，有一症斯有一药。

桂枝症毕具，项背几几者，桂枝汤加葛根（15）。喘家，桂枝汤加厚朴杏仁（20）。汗后，汗漏不止，小便难，四肢微急，桂枝汤加附子（21）。下后，脉促，胸满，桂枝去芍药（22）。若下后，脉促胸满，更微恶寒者，桂枝去芍药加附子（23）。病八九日，如疟状，面皮有热色，身痒，桂枝麻黄各半汤（24）。服桂枝，大汗，脉洪大，形似疟，一日再发，桂枝二麻黄一汤（26）。桂枝症，热多寒少，脉微弱，桂枝二越婢一汤。汗下后，太阳症不解，无汗，心下满，微痛，小便不利，桂枝去桂加茯苓白术汤。按此条原文有脱漏，说详《辑义》"按"。太阳病，下之微喘者，桂枝加厚朴杏仁汤（45）。汗后，身疼痛，脉沉迟，新加汤主之（64）。发汗过多，叉手自冒，心下悸，欲得按，桂枝甘草汤主之（66）。汗后，脐下悸，欲作奔豚，桂苓甘枣汤主之（67）。吐下后，心下逆满，气上冲，头眩，脉沉紧，身振振摇，桂苓术甘汤（69）。汗后，脉浮，微热，消渴，主五苓散（73）。不渴，主茯苓甘草汤（75）。伤寒阳脉涩，阴脉弦，腹中急痛，予小建中汤（105）。伤寒，被火劫，亡阳惊狂，卧起不安，桂枝去芍药加蜀漆牡蛎龙骨救逆汤（118）。烧针起核，气从少腹上冲心，与桂枝加桂汤（124）。火逆下之，因烧针烦躁者，桂枝甘草龙骨牡蛎汤（125）。伤寒六七日，发热，微恶寒，支节烦疼，微呕，心下支结，柴胡桂枝汤（154）。外症未除，数下之，遂协热利，心下痞硬，表里不解者，桂枝人参汤（170）。伤寒八九日，身体疼烦，不能自转侧，不呕不渴，脉虚浮而涩者，桂枝附子汤（181）。风湿相抟，骨节疼烦，掣痛不得屈伸，近之则痛剧，汗出短气，小便不利，恶风不欲去衣，或身微肿者，甘草附子汤（182）。太阳病，下后腹满痛，属太阴，桂枝芍药汤；大实痛者，桂枝加大黄汤（282）。

以上并当存疑者一节，凡二十五方，皆桂枝为主药。风湿相抟两条，桂枝、附子处同等地位。等桂麻各半，亦是君药，故连类及之。凡此二十五方，统名为桂枝系。本论尚有桃核承气汤、柴胡加龙骨牡蛎汤、柴胡桂枝干姜汤、黄连汤、炙甘草汤五方，桂枝处宾位，为副药，不在此例。少阴篇半夏散一方，半夏、桂枝、甘草治咽痛（315）。

太阳症具，恶风，无汗而喘者，麻黄汤。太阳症具，不汗出而烦躁者，大青龙汤。伤寒表不解，心下有水气，干呕发热而咳喘者，小青龙汤。发汗后表不解，无汗而喘，可与麻杏石甘汤。此条经文为"汗出而喘，无大热者，可与麻黄杏仁甘草石膏汤"。与病理不合，疑有讹误，今以意改正。详说在《辑义》"按"中。（19）伤寒瘀热在里，身必黄，麻黄连轺赤小豆汤。按：有汗或小便自利者，虽有瘀热，亦不发黄，不过麻黄并非治黄之药。本条经文，掣症虽只"瘀热在里，身必黄"七字，准即药可以知症之例。此必表不解而无汗者，故麻黄处主药地位。（267）少阴病始得之，发热，脉沉者，麻黄附子细辛汤（303）。少阴病得之二三日，麻黄附子甘草汤，微发汗（304）。伤寒六七日，大下后，寸脉沉迟，手足厥逆，咽喉不利，唾脓血，泄不止者，为难治，麻黄升麻汤主之（397）。

以上凡八方，麻黄处主药地位，是为麻黄系。其桂麻各半、桂二麻一，见桂枝系者，不重出。葛根汤虽有麻黄，葛根为主，列入葛根系。兹亦不赘。

太阳病项背强几几，无汗恶风，葛根汤主之（32）。太阳阳明合病，不下利，但呕者，葛根加半夏汤主之（34）。太阳病桂枝症，医反下之，利遂不止，脉促者，表未解也，喘而汗出者，葛根黄芩黄连汤主之（35）。

以上三方，葛根为主药，是为葛根系。第一方为病在太阳兼见阳明。第三方为已是化热之阳明，而太阳未罢，两合病药也。

太阳中风，脉浮紧，发热恶寒，身疼痛，不汗出而烦躁者，大青龙汤主之（40）。发汗后，无汗而喘，里热者，可与麻黄杏仁甘草石膏汤。此条经文"发汗后不可更行桂枝汤。汗出而喘，无大热者，可与麻杏石甘汤"文理不顺，病理不合，特以意改正。伤寒若吐、若下后，七八日不解，热结在里，表里俱热，时时恶风，大渴，舌上干燥而烦，欲饮水数升者，白虎加人参汤主之（175）。伤寒脉浮滑，此以表有热，里有寒，按：此"寒"字误，"里寒"非白虎证，说详《辑义》"按"。白虎汤主之

（183）。

以上用石膏者，凡四方，谓之石膏系。石膏专能治热。热在胃而液干者，是其所主。胃热而燥，故烦躁；大汗夺液，故燥。以故大热，口渴引饮，大汗躁烦，为用石膏之标准。少阴篇麻黄升麻汤中亦有石膏，则居副药地位，不在此例。前列数方乃阳明初步化燥症，其大青龙则兼见太阳者也。

发汗吐下后，虚烦不得眠，若剧者，必反覆颠倒，心中懊恼，栀子豉汤主之。若少气者，栀子甘草豉汤主之。若呕者，栀子生姜豉汤主之（80）。下后，心烦腹满，起卧不安者，栀子厚朴汤主之（83）。伤寒，医以丸药大下之，身热不去，微烦者，栀子干姜汤主之（86）。

上五方皆栀豉为主，谓之栀豉系。后两方不用豉，乃从栀豉本方加减也，尚有栀子柏皮汤。所以入之茵陈系者，因治湿热之黄。无茵陈不效，疑其方本有茵陈也。

伤寒七八日，身黄如橘子色，小便不利，腹微满者，茵陈蒿汤主之（265）。伤寒身黄发热，栀子柏皮汤主之（266）。伤寒瘀热在里，身必黄，麻黄连轺赤小豆汤主之（267）。

上三方皆所以治黄，疑皆当有茵陈，故列为茵陈系。

伤寒五六日，呕而发热，胸满而不痛，此为痞，宜半夏泻心汤（157）。心下痞，按之濡，其脉关上浮者，大黄黄连泻心汤（161）。

心下痞而复恶寒汗出者，附子泻心汤（162）。汗出解之后，胃中不和，心下痞硬，干噫食臭，胁下有水气，腹中雷鸣下利者，生姜泻心汤（164）。伤寒中风，医反下之，其人下利日数十行，腹中雷鸣，心中痞硬而满，干呕心烦不得安。医见心下痞，谓病不尽，复下之，其痞益甚。此非热结，但以胃中虚，客气上逆，故使硬也，甘草泻心汤主之（165）。

上五泻心汤，皆所以治痞，川连为主药，谓之泻心系。本太阳病，医反下之，热入因作痞。痞者，但满不痛，不拒按者也。所谓客气上逆，即指体工之反应救济，因不当聚而聚，故谓之客气。字出《左传》，余详《辑义》"按"。

病如桂枝症，头不痛，项不强，寸脉微浮，胸中痞硬，气上冲咽喉不得息者，此为胸有寒也。当吐之，宜瓜蒂散。按：此条"寒"字，有疑义。胸中虚不可吐，寒亦不可吐。《辑义》"按"中有详细说明，宜参看。（173）结胸者，项亦强，如柔痉状，下之则和，宜大陷胸丸。（138）太阳病，脉浮而动数，头痛发热，微盗汗出，而反恶寒者，表未解也。医反下之，膈内拒痛，胃中空虚，客气动膈，短气躁烦，心中懊憹，阳气内陷，心下因硬，则为结胸，大陷胸汤主之（141）。小陷胸病，正在心下，按之则痛，小陷胸汤主之（145）。

上瓜蒂散、大小陷胸共四方，为陷胸系。瓜蒂散主吐，陷胸汤主下，本不同科，因结胸之症，为胸中有物拒按，瓜蒂症亦然，不过其地位较高在上者，因而越之。此所以主吐，其病则与结胸同类也。

伤寒五六日，中风往来寒热，胸胁苦满，嘿嘿不欲饮食，心烦喜呕，小柴胡汤主之（100）。太阳病过经十余日，二三下之，后四五日，柴胡证仍在者，先与小柴胡。呕不止，心下急，郁郁微烦者，为未解也。与大柴胡汤，下之则愈（107）。伤寒十三日，不解，胸胁满而呕，日晡所发潮热，已而微利，此本柴胡证，下之以不得利，今反利者，知医以丸药下之，此非其治也。潮热者，实也，先宜服小柴胡汤以解外，后以柴胡加芒硝汤主之（110）。伤寒八九日，胸满烦惊，小便不利，谵语，一身尽重，不可转侧者，柴胡加龙骨牡蛎汤主之（113）。

上四方，柴胡为主药，谓之柴胡系，其实而当攻者，所谓少阳阳明者也。

发汗后，其人脐下悸，欲作奔豚，茯苓桂枝甘草大枣汤主之（67）。伤寒，吐、下后，心下逆满，气上冲胸，起则头眩，脉沉紧，发汗则动经，身为振振摇者，茯苓桂枝白术甘草汤主之（69）。发汗，若下之，病仍不解，烦躁者，茯苓四逆汤主之（71）。太阳病发汗后，大汗出，胃中干，烦躁不得眠，欲得饮水者，稍稍与饮之，令胃气和则愈。若脉浮，小便不利，微热消渴者，五苓散主之（70）。伤寒汗出而渴者，五苓散主之。不渴者，茯苓甘草汤主之（75）。

上五方茯苓为主药，皆从五苓散化出，谓之五苓系。

按：茯苓为《本经》上品，无病亦可服，不过一种副药，故性味详后副药中。似此品不能与麻、桂、石膏等同科，不足自成一系。然荣卫瘀湿，寒热燥能病人，而聚水尤足以病人，茯苓能治水，自居极重要地位。故此系看似闰①位，其实不可少也。

伤寒自汗出，小便数，心烦，胃气不和，谵语者，少与调胃承气汤（30）。阳明病，脉迟，虽汗出，不恶寒者，其身必重，短气，腹满而喘，有潮热者，此外欲解，可攻里也。手足濈然汗出者，此大便已硬也。大承气汤主之。若汗多，微发热恶寒者，外未解也。其热不潮，未可与承气汤。若腹大满不通者，可与小承气汤微和胃气。勿令至大泄下（217）。

上三方即所谓三承气，皆大黄为之药。今谓之承气系，阳明腑证药也。《伤寒论》曰：病有太阳阳明，有正阳阳明，有少阳阳明，何谓也？答曰：太阳阳明者，脾约是也；正阳阳明者，胃家实是也；少阳阳明者，发汗、利小便已，胃中燥烦，实大便难是也。注家皆主太阳传入阳明者，为太阳阳明。由少阳误治而入阳明者，为少阳阳明。然仲景之答语为脾约，为胃中燥烦实，与注家之言颇有迳庭。且脾约、胃家实、胃中燥烦实有无分别，亦都未能言之。故陆九芝《阳明病释》又有巨阳、微阳之说，谓此处之太阳、少阳，非六经之

---

① 闰：偏，对正而言。

太阳、少阳，则转说转远矣。今按本论虽有麻仁丸一方，然脾约之为病，实不更衣，无所苦。今试一推敲，何故不更衣无所苦，则知胃不消化，食物不入肠中，推陈致新之功用虽停止，而肠中无物增益，故无所苦。既如此，则脾约云者，病在胃不在肠也。少阳阳明，既是发汗利小便，耗其津液，因而致燥，因燥而烦，因燥而实，烦当在胃，实当在肠，是少阳阳明肠胃均病。以少阳与太阳对勘，则知其一从火化，其一从寒化。惟其从寒化，故曰太阳。然则结胸、胸痞等症，乃太阳阳明茵陈蒿证。大黄泻心症乃少阳阳明，而三承气为正阳阳明。如此解释，实为比较心安理得也。前列诸方，麻桂为纯粹太阳症。大青龙、桂枝、白虎、桂枝二越婢一汤、葛根汤，太阳阳明合病症也。白虎，阳明燥症也。栀豉，虚烦客热也。茵陈，阳明热化兼有湿邪也。泻心，客气动膈，虚痞症也。陷胸，客气动膈，寒实结聚也。瓜蒂，为结胸同类而地位较高者也。五苓，因燥热消渴，因消渴停水症也。柴胡，所谓少阳阳明也，口苦咽干，胁下痞满，痛而呕，往来寒热，为少阳，为小柴胡症。而本论少阳篇，仅云不可汗吐下，其小柴胡则列入太阳篇中。是殆无所谓纯少阳症，有之亦少阳阳明合病症也。凡以上所谓阳明，皆阳明经症，皆属胃部之事。三承气乃阳明府症，肠部事也。病至于阳明腑可下而已，故阳明腑仅有三承气。

药物讲义第六期

伤寒三阴界说第十四

本论云：少阴之为病，脉微细，但欲寐也。舒驰远以此为提纲。

按：仅据此六字，不足以认识少阴症。本论此下一节云：少阴病，欲吐不吐，心烦，但欲寐，五六日自利而渴者，属少阴也，虚故引水自救。又，脉阴阳俱紧，反汗出者，亡阳也，此属少阴，法当咽痛而复吐利。又，脉暴微，手足反温，为欲解也。若利自止，恶寒而踡卧，手足温者可治。恶寒而踡，时自烦，欲去衣被者可治。手足不逆冷，反发热者，不死。一身手足尽热者，以热在膀胱，必便血，恶寒身踡而利，手足逆冷者，不治。吐利烦躁，四逆者，死。下利止而头眩，时自冒者，死。四逆，恶寒而身踡，脉不至，不烦而躁者，死。息高者，死。少阴症具，吐利躁烦不得卧寐者，死。综以各条观之，乃可知少阴症。

脉阴阳俱紧，则不当有汗。假使脉紧无汗，其人恶寒，则是太阳症，麻黄为对症之药。脉紧而反汗出，此不名为汗，乃是亡阳，属少阴矣。何以故？太阳麻桂证为荣卫病。荣气为汗之源，汗腺为汗之门户。脉之紧缓，乃脉管壁之纤维神经与司汗腺之纤维神经变化之所著。病在表层，但治得表层，其病即已。脉紧反汗出，则不是荣卫病，乃脏器病。内脏所蕴之热力外散，血行无向心力，皮毛不能固，是以汗出。此非当汗而汗，亦非疏泄体温而汗，因是热力外散，故云亡阳。既是内脏受病，血行无向心力，则各组织当无弹力，何以脉紧？曰紧者，硬化之谓也。惟其组织无弹力，故其人但欲寐。硬化之脉，亦是纤微神经起救济。凡病初一步体工起救济，病象则随救济工能而呈变化，此时其病虽重亦浅。继一步体工虽起救济，病象则随救济工能而呈变化，则其病虽轻亦深。少阴症见硬化之脉，其一端也。热病之病位，分表里上下。通常表病者里不病，上病者下不病。以故伤寒传里，恶寒之太阳症纵未罢，其势即杀，旋且自罢。若泄泻或滞下，则头不眩痛，胃不吐逆。若表热陷里，内部即格拒，气血聚于胸脘而痞硬，肝胆气逆则头眩痛，胃气不降则温温欲吐。如此则身半以下无病，纵有腹满腹痛，其势必不甚，居于副症之列。其主要症在身半以上也。今少阴症咽痛、吐利并见，咽之地位甚高，吐则在中，利则在下，故云咽痛而复吐利是上中下并见病症也。此当是内脏阴阳不相顺接之故。寸口脉硬，乃其见端；其内脏神经亦必化硬，故阴阳不相顺接。

按： 阴阳不相顺接，本是厥阴症，少阴而有此者，三阴之症，本多兼见，绝不单纯也。咽痛是形能上事，阳扰于外，阴争于内，吐利并见，则有咽痛之病能。旧说少阴之络系于舌本，生理学上如何则所未详。所可知者，此时之咽痛，绝非阳明症可同日而语。阳明属胃热，郁热上蒸而咽喉红肿，其痛为由胃热来；其他见症皆属阳明，脉必洪滑，症必有余。少阴之咽痛吐利，汗出而外，其脉硬而不洪滑，其兼见者，必为但欲寐、踡卧诸不足症。阳明咽痛，当主石膏，以寒凉之药清热，所谓正治。少阴之咽痛当主附子、猛桂，引火归原，所谓从治。两种治法截然不同，不得误投也。其云脉暴微，手足反温为欲解，此为病之机转，是脉硬化而紧。硬化而紧为内脏神经起救济作用，若暴微则必内部能自调和，无须此种救济。然必手足温，乃可断言是内脏自和，何以言之？凡脉微乃心房衰弱之标著，心脏衰弱至于脉微，血行必缓，组织无弹力，血行无向心方，肌表必不能自固，汗出肤津，四肢逆冷，乃必然之势。今手足温，则不亡阳，不汗已在言外。故知此脉微是硬化转和之故，不是心房衰弱之故，故云为欲解。其云"恶寒身踡而利，手足逆冷者，不治"正是与此相反。身踡，神经酸痛故踡。其最著者，为两脚踡曲，即俗所谓扯篷，此与脉紧为同一神经硬化。曰：恶寒身踡而利，手足逆冷者，不治。恶寒踡卧，手足温者，可治。是可治与否，全视四逆与否。盖肢温与脏器有权，体温能达四末，必不自利。四逆则无阳，吐则并作，内脏神经亦必硬化，体工虽起救济，而阴阳不相顺接，故当死也。曰：利自止，恶寒而踡卧，手足温者，可治。下利止而头眩，时自冒者，死。同是利止恶寒踡卧，则其人静。手足温则脏气有权，静而脏气有权。利自止，是病之机转，显然可见，故是可治。自冒则不止躁烦，脏气恐慌已甚。"利止"并非利止，乃虚极，无物可利。少阴属肾，肾气竭绝，孤阳上燔，然后自冒，其下已无根，故当死。息高亦是无根，乃肺肾离决之象，故亦主死。

烦者畏光、恶闻声，躁则手足无按处。阳亡常静，阴竭斯躁。云不烦而躁，并非不烦。阴涸，心寂，躁扰不宁而无脉，不但烦不足言，病人亦并不能烦也。

三阴为虚证，凡所著证象与阳症不同。然有似是而非者数端。阳明有谵语，少阴亦有谵语。阳明之谵语如狂见鬼，少阴之谵语无力重言，故古人谓少阴之谵语为郑声。然阴症而至于戴阳，其谵语亦复如狂而声高。阳明有躁烦，少阴之有躁烦。阳明常动，少阴常静。然阴症至阳亡阴涸之时，躁扰不宁，欲自去衣被，亦复动而不静。阳明常面赤，阴症有戴阳。阳明热盛则气粗，阴症肺气垂绝则息高。乃至阳明之旁流，阴症之自利。热深而厥深，亡阳而四逆。燥矢腑气不通而脉伏，亡阳心房寂而脉不至。阳明有黄厚舌苔，少阴亦有黄厚粗苔。皆极相似、极难辨，所谓大虚有盛候也。然若色脉证合并考虑，则相似之中，自有其显然明白不可混淆之处。仲景举一症必举他证，有时举证言脉，有时举症言时日，是即合并考虑。《内经》言能合色脉，可以万全。"色"字包括病症、病候言也。

本论云：太阴之为病、腹满而吐，食不下，自利益甚，时腹自痛，若下之必胸下结硬。又云：自利不渴者，属太阴，以其脏有寒故也。当温之，宜服四逆辈。上所举者，可谓太阴之定义。太阴病在腹部，症则自利，原因是寒，治法当温。旧说太阴属脾，然自利是肠部事，腹部亦肠之地位。吐则胃家之病，食不下而腹满，正因寒不杀谷，虚无弹力，用附子、干姜温之。一则温性祛寒，一则刺激组织，使无弹力者兴奋，则其病当已。若攻之是虚，虚故起反应而胸下结硬。干姜无定位，附子之药位在身半以下，附子协干姜亦肠部事。二百八十二条云：大实痛者，桂枝加大黄汤主之。此虽在太阴篇，其实是阳明腑乃化热以后事。惟其热，方可用大黄。能自化热，则不虚，故可攻，否则犯虚虚之禁，胸下必结硬矣。本论太阴篇甚简单者，三阴以少阴为主，太阴只在兼症之列故也。病至于虚，三阴无有不兼见者。

《伤寒论》六经，太阳寒化，阳明燥化，少阳火化，少阴热化，太阴湿化，厥阴风化，此所谓气化也。本论厥阴篇，多不可解。所可知者，为厥阴之为病，为阴阳不相顺接。阴阳不相顺接，即风化之症也。何以云然？《内经》之定例，肝属风，肝之变动为握。详"握"之意义，实是痉挛，乃神经方面事，是神经系之病，属肝也。

凡血之运行，胃肠之蠕动，皆神经为之调节。今厥阴厥逆而利，肠胃及诸脏器不复能相协调，故谓之阴阳不相顺接。就形能考察，合之生理学言之，实是内脏神经硬化。由此言之，"风化"二字之意义，可以洞澈中边。故全厥阴篇之提纲，是阴阳不相顺接；而阴阳不相顺接之真确解释，是内脏神经硬化也。本论厥阴各条详细之解释详《辑义》"按"，兹不赘。厥阴症亦与太阴症同为少阴兼见之副症，若单纯厥阴症乃痉病，单纯太阴症为湿病，其寒邪直中太阴，吐利并作者为霍乱，皆在《伤寒》范围以外也。

伤寒三阴症方药第十五

附子 此药共有四种，皆一本所生，异名而殊功。其母根曰乌头，以形似得名，细长三四寸者名天雄；附母根而生者为附子；其旁连生者为侧子；又母根形两歧者名乌喙。

附子，味辛，性热，诸家本草皆云有大毒。王好古云：入手少阳三焦、命门之剂，其性走而不守，非若干姜止而不行。赵嗣真曰：熟附配麻黄，发中有补，仲景麻黄附子细辛汤、麻黄附子甘草汤是也；生附配干姜，补中有发，仲景干姜附子汤、通脉四逆汤是也。戴原礼曰：附子无干姜不热，得甘草则性缓，得桂则补命门。

按：附子不补，其云补者，谓能补火，体内无热，得附则增热之谓。

附子得生姜则能发散，又导虚热下行，以除冷病。《本草衍义》云：补虚寒须用附子，风家即多用天雄，其乌头、乌喙、侧子则量其材而用之。时珍云：凡用乌附药，并宜冷服。盖阴寒在下，虚阳上浮，治以寒，则阴气益甚而病增；治以热，则拒格而不纳。仲景治寒疝内结，用蜜煎乌头。《近效方》治喉痹用蜜炙附子含咽。丹溪治疝气用乌头、栀子，并热因寒用也。李东垣治马姓阴盛格阳，伤寒面赤、目赤、烦渴引饮、脉来七八至但按之则散，用姜附汤加人参，投半斤，服之得汗而愈。此则神圣之妙也。

按： 阴盛格阳云者，即热力外散之谓，此种最难辨别；面赤目赤、烦渴引饮、脉七八至，完全与大热症同，仅凭按之散而投姜附，其道甚危。在诊断方面，不为健全，须合各方面考虑。既云服药得汗而愈，则未服药前无汗可知。用姜附则其人当见四逆、烦渴引饮，即仲景所谓虚故引水自救。此非荣卫病，故可用人参；是大虚盛候，故当用人参。烦则恶光恶声，是否自利，本文未言，无从测知。然就病理言，烦而四逆，真阳外越，纵不自利，亦且将作自利。就药效言，姜附所以治四逆，亦所以治自利，且外既无汗，阴寒在里，殆无不利之理。观汗出而愈，则可知阴液能作汗。阳越者能潜藏内守，已收拨乱反正之功。因人参附子干姜均非发汗之品，得此药而汗，其理由是拨乱反正也。原文太简，所可知者仅此，此外无从推测。不过原理明白，则临床时有心思才力可用，不至如混沌无窍。

抑就余之经验言之，凡阴盛格阳、大虚盛候之病，色、脉、症三项，皆有异乎寻常之现象，与其病候辄不相应。例如，阳明面赤，脉则洪滑，色与脉相应也，神气则见有余；戴阳为病，色如妆朱，脉数甚，无圆滑意，色与脉均异常，而神色则若明若昧，色与脉不相应矣。当衰弱而见衰弱症象为相应，当衰弱而见有余症象，且有余异常，即是不相应。不相应，大虚之盛候也。

吴绶曰：附子乃阴症要药，凡伤寒传变三阴，及中寒夹阴，虽身大热而脉沉者，必用之；或厥冷腹痛，脉沉细，甚则唇青囊缩者，急须用之，有退阴回阳之力，起死回生之功。近世阴症伤寒，往往疑似，不敢用附子，直待阴极阳竭而用之，已迟矣。且夹阴伤寒，内外皆阴，阳气顿衰，必须急用人参健脉以益其源，佐以附子温经散寒。舍此不用，尚何以救之。

按：三阴用附一语，容易了解，所难者在辨认若何是三阴。凡犹豫不敢用者，皆因此，故辨症最难。前章所载少阴诸条，明其原理，益以经验，差堪塞过。所谓中寒者，寒邪直中也。伤寒由太阳传变，虚甚而见阴症，则必病少阴，纵有太阴、厥阴，亦不过兼症。少阴为之主，直中则多属太阴。其病在中枢失职，恒兼胃肠两部，吐泻并作。其初一步为胸脘不适，面无血色，环唇隐青，唇色隐黑，手指冷。继一步则呕，继之以泻，其呕必频，其泻必洞泄，顷刻三数次，目眶乃下陷，全体水分急速下逼故也。继眶陷而见者为汗出、转筋、四逆。汗出与寻常不同，面部额部颗粒如珠；转筋即手足痉挛；所谓四逆，手冷至肘，脚冷至膝。此即所谓真霍乱。直中就病源言，霍乱就症状言也。现在经验所得，初一步辟瘟丹最良，麝香开中脘之闭，姜、桂、附子祛胃部之寒，羚羊、犀角、蜈蚣使神经不化硬，既见洞泄眶陷，则非用大剂姜附不能止。见转筋之后，便难投矣。厥冷、腹痛、脉沉细、唇青、囊缩者，俗名干霍乱，厥阴症之一种，症状甚明了，用大剂附子。囊缩者当复出，所谓夹阴症也。病源为房后引冷，或房后局部感寒。其见症为发热如伤寒状，而有一特异之点，小腹痛是也。此在病理，当麻黄附子细辛。然江浙两者，此药不宜。轻者小腹帖阳和膏，重者用麝香鸽子并良。

张元素曰：附子以白术为佐，乃除寒湿之圣药。又云：益火之原以消阴翳，则便溺有节，乌附是也。时珍曰：乌附毒药，非危病不用，而补药中略加引导，其功甚捷。就以上所录者观之，附子之用法可以明其大概。此药为最有用，亦最难用。假使病理能洞澈中边，则能辨症真确，而附子之药效与其弊害亦须洞澈中边，如此自能运用无误。

附子有大毒，然治病本非恃《本经》上中品药可以济事，又此中有一秘密。附子虽毒，用之不当，当时并不致有甚显著之恶现象，以故胆怯者畏之如虎，孟浪者却敢于尝试，甚且以能用附子自矜诩，或竟因此得名，而冥冥中不知不觉杀人无算，是亦医家亟须注意之一事也。以我所知，此物能祛寒湿，能使自下而上之寒湿症重复下行，脚气之用萸附是也。药位在小腹，兼治脾肾，治脾实治肠。本论中与姜同用、与大黄同用，诸方皆是也。治肾则诸少阴症皆是也。其性温，走而不守，并如古人所言。其效力在刺激神经，兴奋组织，服之过当，则神经麻痹而痉挛，近日东国谓之中毒症状。余所经历而得者，中毒症状有两种：热病妄予大剂附子，病人见痉，目赤而舌润，不过三数日即死。若与黑锡丹同用，反见头汗汗出、发润诸症。医者见但头汗出且发润、舌润，辄误认附子未及够，常迷不知返。不知因悍药之故，冲任已坏，故汗出发润。何以知冲任已坏。因其人面部颜色灰死，肿且喘，此种是急性的。又有人服大剂附子一二百剂，别无所苦，惟精神不爽慧，面色黄暗如吸鸦片有大隐者，此种是慢性中毒，不知者以为附子服之不当，必七窍流血而死，其实何尝有此事。阳明腑症误服附子，病人则反侧不宁或发狂，急用大黄下之可救。阳明经症误用附子，则面色隐青、齿衄、舌衄，不可救。在胃之坏病，关涉之脏器较多，在肠则较少故也。

　　细辛　张元素云：细辛，味大辛，气温，入足厥阴、少阴血分，香味俱细。以独活为使，治少阴头痛如神，亦止诸阳头痛；温少阴之经，散水气以祛内寒。东垣云：胆气不足，细辛补之，又治邪气自里之表。故仲景少阴症用麻黄附子细辛汤。

按：细辛，《本经》列之上品，谓久服明目利九窍，轻身延年。《别录》亦谓安五脏，益肝胆通精气。然此味实是奇悍之将药，不可尝试。治头痛、肺闭及寒疝仅用一分，其效捷于影响。治急性支气管炎必与五味子同用。若用之不当，过三分便能杀人。其作用略如麻黄，而悍于麻黄倍蓰①。

---

① 蓰，五倍。

药物学讲义第七期

《伤寒论》用附子各方赘言第十六

本论第二一条：太阳病，发汗，遂漏不止，其人恶风，小便难，四肢微急，难以屈伸者，桂枝加附子汤主之。此为用附第一方。汗漏不止是桂枝汤症。四肢微急，难以屈伸，是附子症。恶风，因漏汗；小便难，因汗漏不止。得桂附，漏汗止，小便难自除，恶风亦罢。余详《辑义》"按"。

二三条、二四条：太阳病，下之后，脉促、胸满者，桂枝去芍药汤主之。若微恶寒者，桂枝去芍药加附子汤主之。此亦有汗者，与前条不同处在去芍药。

三十条：伤寒脉浮、自汗出、小便数、心烦、微恶寒、脚挛急，反与桂枝，欲攻其表，此误也。若重发汗，复加烧针者，四逆汤主之。此条因原文有疑义，故摘要备考。详说在《辑义》"按"中。

六三条：下之后，复发汗，昼日烦躁不得眠，夜而安静，不呕、不渴，无表证，脉沉微，身无大逆①者，干姜附子汤主之。此节之用附在脉沉微，当注意者在既下复汗。盖既下复汗之，脉沉微，然后身无大热，是阳虚，非服附子、干姜不可。否则，既无表症，身无大热，复不呕不渴，无须重药也。

七十条：发热②病不解，反恶寒者，虚故也，芍药甘草附子汤主之。本条之用附在虚而恶寒，用芍药甘草是胸不满而有汗者，所以必须用附。因病不解，有汗恶寒，病不解与桂枝证同。所异者在发汗之后而云虚故也，可见病在阳者不虚。

七一条：发汗，若下之，病仍不解，烦躁者，茯苓四逆汤主之。此与三十条"重发汗，复加烧针，用四逆"略同，用茯苓与六九条苓桂术甘用意同。

七二条云：发汗后，恶寒者，虚故也；不恶寒，但热者，实也，与调胃承气汤。皆当彼此互勘。

八六条：太阳病发汗，汗出不解，其人仍发热，心下悸，头眩，身瞤动，振振欲擗地者，真武汤主之。前朱鸟、后玄武、左青龙、右白虎，见《礼记》，此四种各色亦与四时相配。《伤寒》桂枝汤旧名朱雀汤，桂枝和营配春；白虎清热配秋；青龙比之云行雨施，为其能作汗也；真武即玄武，配冬，为北方镇水之神。由此言之，则

---

① 逆：赵开美本《伤寒论》作"热"。
② 热：赵开美本《伤寒论》作"汗"。

真武乃治水之方，其药味为茯苓、白术、白芍、附子，苓术亦治水之药，与方名合。惟此方挈证有"心下悸，头眩，身𥆧动，振振欲擗地"之文，颇与他节不同。读者于他节不易记忆，此节则容易记忆，故谈及少阴症辄忆及真武。至于何以头眩、身𥆧动、振振欲擗地，则无从探讨其原理，惟有人云亦云，如此则不能运用。须知本节与苓桂术甘不甚相远，与茯苓四逆亦不甚相远。

六九条云：**吐下后，心下逆满，气上冲胸，起则头眩，脉沉紧，发汗则动经，身为振振摇者，茯苓桂枝白术甘草汤主之。**此节至"脉沉紧"为止，以下接"苓桂术甘汤主之"。自其"发汗则动经"两句，即八六条真武汤之挈症者，字当是衍文。下后气上冲，本是可与桂枝之症，因心下逆满，白芍不适用，易以苓术，是为苓桂术甘。当苓桂术甘之症而复汗之，则身振振摇矣，是当真武欲擗地者。因振振摇欲附于不动之物以自固之谓。身𥆧动、振振摇者，是真武；不摇，烦躁者，是茯苓四逆。现茯苓四逆用人参，则知其次于芍药甘草附子下有意思，所谓虚故也。

九五条：**伤寒，医下之，续得下利清谷不止，身疼痛者，急当救里，救里宜四逆汤。**本条意义自明。

一六二条：**心下痞而复恶寒、汗出者，附子泻心汤主之。**本条用附在恶寒、汗出。桂枝症亦是恶寒、汗出，但心下痞而恶寒、汗出则已非复太阳病，是阳明经病而兼见少阴之候。太阳汗出、恶寒主桂枝，可知病在太阳，不得妄用附子。欲明白此等，全在"无"字处悟入。今之以用附自诩者，鲜能知此。

一八一条：伤寒八九日，风湿相抟，身体疼烦，不能自转侧，不呕、不渴、脉浮虚而涩者，桂枝附子汤主之。若其人大便硬，小便自利者，去桂加白术汤主之。此因风湿相抟，不能转侧而用附。不呕不渴，脉虚浮而涩，及方后术附并走皮内，水气未得除故冒，均须注意。不呕，病不在上中焦；不渴，桂枝可以使之燥化；术附并走皮内，可知身体疼烦不能自转侧均因湿在躯壳经络之故。是桂枝之用，驱邪从表出；附子之用，刺激经络使增弹力。术附相济，药位在病所，使湿得化。

一八二条：风湿相抟，骨节疼烦，掣痛不得屈伸，近之则痛剧，汗出短气，小便不利，恶风不欲去衣，或身微肿者，甘草附子汤主之。骨节疼烦、不得屈伸、近之痛剧，皆风湿相抟证；汗出是附子证；短气是甘草证，虚故也。小便不利，因汗出，得附，汗敛，小便自行。恶风不欲去衣，不必鉴解，当是汗出衣润之故。风湿相抟仍主术附。惟前节"去桂"字，《金匮直解》谓恐汗多，殊不然，桂枝能敛汗也，是当存疑。

三三二条：脉浮而迟，表热里寒，下利清谷者，四逆汤主之。此用姜附，以下利清谷之故；表面见热证，里面见寒证，则以为主。

二七九条：自利不渴者，属太阴，以其脏有寒故也。当温之，

宜四逆辈。自利不渴之为内寒，其证易辨。

三零三条：少阴病始得之，反发热，脉沉者，麻黄细辛附子汤主之。麻黄解表，附子温里，细辛散肾经之寒。其细辛能治之头痛，亦属少阴。病在下见之于上，在上取之于下也。细辛之量不得过三分。此条药证，古人研究所得者可以为法。《辑义》"按"中所集《医贯》《医经会解》《张氏医通》各注，均宜熟误潜玩。

三零四条：少阴病，得之二三日，麻黄附子甘草汤微发汗。以二三日无证，故微发汗也。无里证则有表证在言外，麻黄治表，附子治少阴也。

三零六条：少阴病，得之一二日，口中和，其背恶寒者，当灸之，附子汤主之。脉沉微、但欲寐、踡卧、背恶寒、口中和，附子条件毕具。

三零七条：少阴病，身体痛，手足寒，骨节痛，脉沉者，附子汤主之。体痛、脉沉，病不在表。此两节与真武汤、芍药甘草附子汤为类似症。

三一六条：少阴病，下利，白通汤主之。

三一七条：少阴病，下利，脉微者，与白通汤。利不止，厥逆，无脉，干呕，烦者，白通加猪胆汁汤主之。服汤，脉出者死，微续者生。

三一八条：少阴病，二三日不已，至四五日，腹痛、小便不利，四肢沉重疼痛，自下利者，此为有水气。其人或咳，或小便利，或下利，或呕者，真武汤主之。

三一九条：少阴病，下利清谷，里寒外热，手足厥逆，脉微欲绝，身反不恶寒，其人面色赤；或腹痛，或干呕，或咽痛，或利止脉不出者，通脉四逆汤主之。通脉四逆为四逆加葱。脉不出为主要症，故方名通脉四逆。

三二五条：少阴病，脉沉者，急温之，宜四逆汤。

三二六条：少阴病，饮食入口则吐，心中温温欲吐，复不能吐，始得之，手足寒、脉弦迟者，此胸中实，不可下也，当吐之。若膈上有寒饮、干呕者，不可吐也，当温之，宜四逆汤。手足寒是热向里攻，脉弦是内脏神经紧张，脉迟是脏气被窒，吐之是助体工自然救济。干呕只是胃逆，本无物可吐。吐之是增其逆，故不可吐。

三五七条：大汗出，热不去，内拘急，四肢疼，又下利厥逆而恶寒者，四逆汤主之。

三五八条：大汗，若大下利而厥冷者，四逆汤主之。此与霍乱病理略同，后文。

三六九条：下利清谷，不可攻表，汗出必胀满。皆可以明白汗与利之关系。

三七五条：下利清谷，里寒外热，汗出而厥者，通脉四逆汤主之。

三七七条：下利腹胀满，身体疼痛者，先温其里，乃攻其表。温里，宜四逆汤；攻表，宜桂枝汤。

三八二条：呕而脉弱，小便复利，身有微热见厥者，难治，四逆汤主之。

《伤寒》本论用附子各方尽于此数。反复熟读，即题无剩义。其最显著者为同是厥脉，滑而厥者，为热，主白虎汤；脉微而厥者，属寒，主附子。脉微而厥，为体温不能达于四末，阳不足故也。脉滑而厥，为热向里攻，有余为病，非不足也，故热深厥深，为热症。此其同是自利，自利而躁烦，或干呕，或恶寒，或四逆，皆寒症，故附子而外，有时当灸；若自利而后重，热症也，故主白头翁汤。假使自利后重误用姜附，可以百无一生，惟末期至于滑脱，或经涤肠数次，致脾家无阳者，则可用附子，然此为例外，且中途误用附子，往往便血，终属不救，不能不辨之于早也。此其二。同是汗出恶寒，有其他太阳症者，主桂枝；其传入阳明之经，太阳已罢，而汗出恶寒者，以亡阳论，附子症也。此其三。详察诸症，合之脉象，检查病历，计其日数，可以寡过矣。

药物学讲义第八期

诸呕用药标准第十七

13 太阳中风，阳浮而阴弱。阳浮者，热自发；阴弱者，汗自出。啬啬恶寒，淅淅恶风，翕翕发热，鼻鸣干呕者桂枝汤主之。 此是纯粹太阳中风症。太阳病，阳明、少阳症不见者，为不传。干呕是胃家事，即所谓阳明症。见此者，其病有传阳明之倾向也。何以然？汗出与胃有关，表层司汗腺之神经与胃腺司分泌之神经互相呼应也。干呕是寒，何以知之？凡已化燥之口干舌燥症为阳明，桂枝当禁。如其太阳未罢，有桂枝症，亦须桂枝黄芩、桂枝白虎。若主桂枝汤，必其人口中和、胃中寒也。

19 若酒客病，不可与桂枝汤，得之则呕，以酒客不喜甘故也。 欲明白此条，须先明白所谓酒家。西医籍只言酒客能容多量酒精，是生理上关系，不言何故。中医籍则谓酒家多湿。湿属脾，《内经》五味配五脏，以甘配脾，谓稼穑作甘，甘为脾之味，为太阴。谈肠部而言，凡湿胜者，其腹部各组织弹力较弱，而躯体恒以肉胜，如此者，其人恒能食而便溏，俗说谓之胃强脾弱。此类体格之人，都喜饮酒。盖因组织弹力弱，得酒精刺戟之则较舒适故也。若神经性之人，感觉奇敏，得酒热化，气血皆上行，眩晕随作，故不能饮。然彼能饮酒之人，因常饮、多饮而频醉，各种神经因受刺戟过当而麻痹。见之于外者，为汗空疏而自汗。因热化亲上之故，头部尤易出汗。如此则为酒风，其司分泌之神经已中毒也。此亦有微甚。中毒浅者，酒量小；中毒愈深，酒量愈大，神经麻痹愈甚。于是有两事相因而至：其一，因组织弛缓之故，淋巴不能充分吸收，皮下常有过剩之水分，聚而为瘰，是为湿疮。其二，神经受病，直接当其卫者为肝脏，往往思想不健全，中年以后则易病中风。此之谓酒家所以不喜甘之故，生理上如何，余尚未能明其故，但湿胜者不能吃糖是事实。又酒家之湿胜多从热化，除面有风色之外，其舌质多绛。桂枝汤既甜且热，宜其得之则呕也。

30 伤寒脉浮、自汗出、小便数、心烦、微恶寒、脚挛急，反与桂枝汤欲攻其表，此误也。得之便厥、咽中干、烦躁吐逆者，作甘草干姜汤与之，以复其阳。 自汗恶寒，心烦，脚挛急，是附子证。因无阳而病在里，攻表则益虚其阳，故厥。烦躁吐逆，是脏气之乱，欲救济而不暇应付，故气乱，故与躁烦并见。云复其阳，意义自明，甘草、干姜有补虚意。

35 太阳与阳明合病，不下利，但呕者，葛根加半夏汤主之。 观本方并不用凉药，则知并非因热而呕，加半夏则知呕因痰浊。生姜为止呕副药，亦是辟秽之意，不为温也。

42 伤寒，表不解，心下有水气，干呕、发热而咳喘者，小青龙汤主之。 观方中姜桂并用，则知干呕是寒，虽用半夏，已居副药之列。半夏治痰，寒则痰薄，故注家皆云是饮。饮是痰水，喘即因此，故用姜桂。青龙之名亦因此。

71 中风，发热六七日不解而烦，有表里症，渴欲饮水，水入则吐者，名曰水逆，五苓散主之。 此条之吐，病在不能消水；主五苓，则知小便不利。柯氏、方氏注尚有可观。

79 发汗后，水药不得入口为逆。若更发汗，必吐下不止。 此条并未吐，吐与下皆肠胃中事，而其癥结在发汗。然则大汗亡阳而致吐下不止，生理上之变化岂不显然。

80 发汗吐下后，虚烦不得眠，若剧者，必反复颠倒，心中懊憹，栀子豉汤主之。若呕者，栀子生姜豉汤主之。

93 病人有寒，复发汗，胃中冷，必吐蛔。 蛔不是尽人皆有，今云"胃冷，必吐蛔"，岂蛔为生理上应有之物，非病理方面事耶？此说可商。又热病胃中热，甚而吐蛔，用凉剂消炎得愈者乃常有之事。今云"胃中冷，必吐蛔"，亦可商。惟阴症不可发汗，误汗致胃中无阳，干呕躁烦却是事实。

100 伤寒五六日中风，往来寒热、胸胁苦满、嘿嘿不饮食、心烦喜呕，小柴胡汤主之。此为少阳症。呕吐，所谓不可汗、下者也。少阳为胆腑之经，古人以肝为甲木，胆为乙木，其经气从火化。其提纲为口苦、咽干胁痛，其见症为寒热往来，其地位牵涉肝胃。因非太阳，故不可汗。肝胆都不受压抑，故不可下。脑症之所以可下，因胃积为之病源之故，所以呕因胆腑经气上逆，其病是化热症，热故上行。方中黄芩居重要地位。半夏、人参仍是胃药。柴胡能解此经之外感，亦是汗药，用之不当，辄因过汗之故而泄泻，亦能令人虚，与不当汗而汗致吐利同。故谓柴胡不发汗乃强作解人之语，不可为训也。此药于透发痧痘有特效，时人不明病理，往往用不得当，因致虚。即虚之后，复不知汗与自利同见即是少阴，仍向少阳方面求治法，病乃日见增剧，至于不救。嗣后遂畏柴胡如虎，皆非是也。

101 血弱气尽，腠理开，邪气因入，与正气相抟，结于胁下。邪正分争，往来寒热，休作有时，嘿嘿不欲饮食，脏腑相连，其痛必下，邪高痛下，故使呕也，小柴胡汤主之。脏腑相连，脏指肝，腑指胆，与首句血弱气尽相应。成无己云：当月廓空时，则为血弱气尽。是血弱气尽，指女人月事言。肝主脏，血与冲任相连，女人肝郁，月事不以时下，即因肝气上逆之故，可以为"脏腑相连"句注脚。邪正相抟，结于胁下，其处脉络不通，血欲下行不得则痛。邪从腠理入病，少阳之经气是阳，血因邪正相抟而结是阴，故云邪高痛下。胁下既结且痛，则胃气不得下行，复有外邪病少阳之经，则胃不得安。此时自然力之救济法惟有作哕，迫病邪上吐。此所以云邪高痛下，故使呕也。又观"腠理开，邪气因入"句，可以证明柴胡是汗药。

103 得病六七日，脉迟浮弱，恶风寒，手足温。医二三下之，不能食而胁下满痛，面目及身黄，颈项强，小便黄者，与柴胡汤后必下重。本渴饮水而呕者，柴胡不中与也，食谷者哕。 本渴饮水而呕，是水逆，乃五苓散症。余详《辑义》"按"。食谷者哕为胃中事，重心在胃，故柴胡不中与。

110 太阳病，过经十余日，反二三下之，后四五日，柴胡证仍在者，先予小柴胡。呕不止，心下急，郁郁微烦者，为未解也，与大柴胡汤下之则愈。 柴胡证仍在者，谓寒热往来，发作有时，胁痛而呕，先予小柴胡解少阳之邪。呕不止，心下急，微烦，为胃中有积，大柴胡表里分疏，则虽下不碍少阳经气。百零三节亦胃中事，而见茵陈五苓证，柴胡不中与。此节亦胃中事，然是柴胡证，故兼顾其积。治痉病亦然，凡痉，胃中有积者，与治痉之剂辄不应，稍久变为慢性脑炎，便不救。若初起时治痉之外，予以瓜蒂散，为效甚良。余所谓瓜蒂散，乃瓜蒂栀豉，不吐即下。

111 伤寒十三日不解，胸胁满而呕，日晡所发潮热，已而微利。此本柴胡症，下之以不得利；今反利者，知医以丸药下之，此非其

治也。潮热者，实也。先宜小柴胡汤以解外，后以柴胡加芒硝汤主之。下之以不得利，自谓因不得利而下之，故下文云"今反利"。胸胁满而呕，是柴胡证。见潮热而微利，是柴胡加芒硝症。其下一条，过经谵语，小便利，自利，脉和为内实，主调胃，以无少阳症故也。

127 太阳病，当恶寒发热，今自汗出，反不恶寒发热，关上脉细数者，以医吐之过也。一二日吐之者，腹中饥，口不能食。三四日吐之者，不喜糜粥，欲食冷食，朝食暮吐，以医吐之所致也。此为小逆。

128 太阳病吐之，但太阳病当恶寒，今反不恶寒，不欲近衣，此为吐之内烦也。

此两节只是一节。吐之能使人内烦恶热，欲食冷食，却又朝食暮吐。朝食暮吐之理为胃中无热。是恶热、欲食冷、内烦皆所谓客热，非真热也。于是可知以病人喜热饮、冷饮候病之寒热，其说粗而无理。

129 病人脉数，数为热，当消谷引食。而反吐者，此以发汗令阳气微，膈气虚，脉乃数也。数为客热不能消谷，以胃中虚冷，故吐也。发汗令阳气微是一公例。发汗令阳微、膈虚、胃冷而吐，甚者肠冷而利，吐利并作而见四逆，则为姜附证。此其前一步事。

130 太阳病，过经十余日，心下温温欲吐，而胸中痛，大便反溏，腹微满，郁郁微烦，先此时自极吐下者，与调胃承气汤，若不尔者，不可与。但欲呕，胸中痛，微溏者，此非柴胡症，以呕故知极吐下也。外热内攻，温温欲吐，肢必微厥，如此当从表解，不可下。吐下后虚烦，热与积有余，因而内结，可以微下，即是本条。从外之内者，仍从外解；内里面自起反应者，从里解故也。余详《辑义》"按"。

154 伤寒六七日，发热微恶寒，支节烦疼，微呕，心下支结，外症未去者，柴胡桂枝汤主之。本条之呕与邪高痛下条同。彼条是少阳，故主柴胡；此条兼有太阳，故主桂枝柴胡。

158 伤寒五六日，呕而发热者，柴胡汤证具。而以他药下之，柴胡证仍在者，复与柴胡汤。此虽已下之，不为逆，必蒸蒸而振，却发热汗出而解。若心下满而硬痛者，此为结胸也，大陷胸汤主之。但满而不痛者，此为痞，柴胡不中与之，宜半夏泻心汤。无少阳症，但满不痛，柴胡并不能治满，且是汗药，不当汗而汗，亡阳动经，则增泄泻，故云不中与。

159 太阳中风，下利呕逆，表解者，乃可攻之。其人漐漐汗出，发作有时，头痛，心下痞硬满，引胁下痛，干呕短气，汗出不恶寒者，此表解里未和也，十枣汤主之。漐漐汗出，发作有时，是内部已结之证。头痛，心下痞硬满，引胁下痛，干呕，短气，是结之地位甚高，在胃不在肠之症。据诸家皆言治水，《医学纲目》言治痰。《辑义》"按"中所列各注，均有研究价值。《宣明论》谓治小儿惊搐，亦有价值。《活人书》谓服此不下者，遍身浮肿而死。并可见古人对于此方之审慎。又方后三物等分，强人服一钱匙，羸者半钱匙准。《千金》用五铢钱，则分量亦不为多。半钱匙之药末，用大枣十枚煎汁调服，较之《圣济总录》用大枣捣药末和丸为稳，因和丸则枣之力量等于虚设。惟古人泥于十枣汤治水，则于本条尚有疑义。按漐漐汗出为表解，云漐漐亦是里实之证，加以发作有时，乃益证明里实。既漐漐汗出，水有出路。是心下痞硬满，引胁下痛之结，亦非水结。其云下利、呕逆，既结于内，决不能呕之使出，故下文云干呕，此条之结在胃，不是在肠。所云下利，亦不过粪水，则亦不能聚水。"短气"二字，有注意价值。既可峻剂攻下，自然非虚。因积在胸脘部分，故短气。大约有积当攻之，攻须用快药。三承气、陷胸、十枣都是快药，而力量有等差，各有所宜。承气是汤剂，药量以钱计，肠积宜之。十枣是散，陷胸丸是丸，药量以厘计，积停于胸脘者宜之。药力猛悍程度与用量为正比例。厘计与钱计其量相差百倍，十枣与三承气其力亦相差百倍，猛悍少用，能开通道路，并不能使积全下，惟其以开通道路为事，则非真结者不可用。以开通道路为事，则不伤及其他脏气，既云开通道路，是不能将宿积悉数驱之使下，余积由体工救济力自行驱除，故得药之后，粪水并下。粪是积，水是体工驱积之利器，乃驱体中本有之液体。此不但十枣如此，陷胸丸如此，即回春丹、抱龙丸、保赤散亦如此。然则谓十枣下水，其说非矣。由此可知非结不可用，误用则伤脏气。阴虚而热者不可用，本身无液体以为驱逐余积之利器也。凡脏伤则肿，故误服此药，无物可下者，肿满而死。陷胸、十枣，怀疑十余年，今乃霍然明白，并回春丹、抱龙丸之所以误事，及其用法，亦可以了然无疑，洵快事也。

164 伤寒，汗出解之后，胃中不和，心下痞硬，干噫食臭，胁下有水气，腹中雷鸣下利者，生姜泻心汤主之。《续易简方》谓，此条是食复。干噫谓噫而无物。此条是伤胃，胁下水气、腹中雷鸣下利是肠部寒。余详第十七章。

165 伤寒中风，医反下之，其人下利日数十行，谷不化，腹中雷鸣，心中痞硬而满，干呕，心烦不得安。医见心下痞，谓病不尽，复下之，其痞益甚。此非热结，但以胃中虚，客气上逆，故使硬也，甘草泻心汤主之。此条干呕由于误下，亦是动经，但客气逆只痞不呕下利，故呕动经故也。

170 伤寒发汗，若吐，若下，解后心下痞硬，噫气不除者，旋覆代赭汤主之。汗、吐、下后而痞，亦是客气上逆。噫气既非呕，亦非呃。方中用人参、用姜，则知噫是虚、是寒。旋覆、甘草质轻，方中皆用三两；代赭重，仅用一两；生姜用至五两。倘此药量不误，则知所重者不在代赭。近人用此三钱、五钱乃至一两，药后病者辄见呃逆。呃为横膈膜痉挛，乃药力太暴，神经起反应，较之客气动膈为尤甚。既见呃，遂不得止，一因虚甚，神经失养，一因中脘与腹部气压不得中和，两者皆猝难恢复故也。《寓意草》治膈气呕吐得效，当是事实。惟说理则非是。

172 伤寒发热，汗出不解，心中痞硬，呕吐而下利者，大柴胡汤主之。此少阳夹食之症，其病由外之内，故用大柴胡。若客气动膈之痞硬，由误汗下反应，则附子泻心症矣。呕与小柴胡同，多利耳。

179 太阳与少阳合病，自下利者，与黄芩汤。若呕者，黄芩加半夏生姜汤主之。观本论中凡用凉药之痞满吐利，皆未经汗下误治者。盖未经汗下，则其真病属实；汗下而不愈，为误治。误治即虚，伍温药矣。此所谓三阳皆实，三阴皆虚也。

180 伤寒，胸中有热，胃中有邪气，腹中痛，欲呕吐者，黄连汤主之。凡言客气，皆本身自起之反应；凡言邪气，皆外表侵袭之风寒。本条言有邪气，故主桂枝；呕是热，故主川连；痛是寒，故主干姜，所谓有一症有一药也。"胃中"字最乱人耳目，主桂枝，仍是从太阳解。因热向里攻，不得逆表，故使呕。呕是胃家事，故云胃中有邪气。姜、连之量，随痛与呕之多寡为加减，故喻嘉言有进退黄连汤之名。

193 伤寒，发热无汗，呕不能食，而反汗出濈濈然者，是转属阳明也。发热无汗，是太阳症。呕不能食，连上句读，盖即太阳病而见阳明症，可决其必传之病，并未服药，汗出濈濈然，故云而反。

凡汗濈濈然，为已转属阳明也。

202 阳明病，不能食，攻其热必哕。所以然者，胃中虚冷故也。以其人本虚，攻其热必哕。"哕"字释作呃逆。引《诗经》"銮声哕哕"，谓发声有序，甚有理致。本条之"胃"字，确是指胃，不是指肠。阳明病固然是化热，太阳已罢，病在胃肠。其人本虚，并无阴症，仍是阳明。在肠者是腑症，在胃者是经症。气压不匀则呃逆，骤寒、骤攻、骤热与液枯皆有之。本条未出方，然非附子理中与丁香柿蒂当效。

205 阳明病，反无汗，而小便利，二三日呕而咳，手足厥者，必苦头痛。若不咳，不吐，手足不厥者，头不痛。呕、厥、头痛其理易明，反复言之，更明了。无汗，小便利，水分下行，当令达表乃得。《辑义》"按"中各注皆非是。

212 伤寒呕多，虽有阳明证，不可攻之。是顺生理为治。《辑义》"按"中"按语"自明，惟本文"阳明证"三字，似专指腑证，因腑症当攻，故云。

233 若胃中虚冷，不能食者，饮水则哕。此承上节而言。上节是四逆汤，表热里寒，下利清谷。与下一节亦相属，病理各别，文字相连也。

239 阳明病，胁下硬满，不大便而呕，舌上白苔者，可与小柴胡汤，上焦得通，津液得下，胃气因和，身濈然汗出而解。苔是胃气，白是表邪，可谓有表复有里。因硬满，上焦不通而作呕。因津液不下，胃气不和而不汗。如此其热必弛张，是见柴胡证，予柴胡解表，大便当下，上焦得通，津液下行，因胃和汗出，"因"字宜玩。

140 阳明中风，脉弦浮大，而短气，腹都满，胁下及心痛，久按之气不通，鼻干不得汗，嗜卧，一身及目悉黄，小便难，有潮热，时时哕，耳前后肿，刺之小差。外不解，病过十日，脉续浮者，与小柴胡汤。脉但浮，无余症者，与麻黄汤。若不尿，腹满加哕者，不治。二零二条"攻其热必哕"是冷呃。此条"身黄、鼻干、耳肿、潮热、腹满、不尿"是热呃，当是烧针致坏之重者。《辑义》中"柯注"较佳。经谓不治，吾人固无从反对，然本文小柴胡汤、麻黄汤都可疑。因如此病不是此等药，须以无厚入有间，勿伤脏气，然后若然而解。

249 食谷欲呕，属阳明也，吴茱萸汤主之。得汤反剧者，属上焦也。吴萸是热药，用此必有寒症。可知呕是胃家事，本条可以证明，胃是阳明经，肠是阳明腑。不得泥于"太阳已罢，化热者为阳明"。末两语未详其义。吴萸药位在胸脘，不可谓非上焦。纵使停食地位高于药位，苟非寒热误认，亦不至得汤反剧。

本太阳病不解，转入少阳者，胁下硬满，干呕不能食，往来寒热，尚未吐下，脉沉紧者，与小柴胡汤。若已吐、下、发汗、温针，谵语，柴胡证罢，此为坏病。知犯何逆，以法治之。呕吐多属热，干呕多属寒，故不能食。热甚虚甚，亦不能食，但不必干呕。其余语意自明。

277 太阴之为病，腹满而吐，食不下，自利益甚，时腹自痛。若下之，必胸下结硬。 是中寒为病，准此与阳明腑证比较。寒则胀，热则结。结可下，胀当温。本因中寒而胀，以寒药下之，则益其寒。阴症本并，攻之则虚。虚寒为病，增其虚寒，是益病，非去病也。下之而胸下结硬者，病灶虽在腹，反应则在胸也。食不下而吐利，其属虚。宁有疑义。吐利并作，中权失司，其内无阳必然汗出，是皆可推理而得者。

285 少阴病，欲吐不吐，心烦，但欲寐，五六日自利而渴者，属少阴也，虚故引水自救。若小便色白者，少阴病形悉具。小便白者，以下焦虚有寒，不能制水，故令色白也。 腹满，自利不渴者，属太阴；自利而渴者，属少阴。其所以然之故如何？曰：自利不渴者，寒故也；自利而渴者，唾腺不能造津液故也，此真渴与阳明渴不同。阳明因热而渴，与太阴因寒而不渴恰恰成为对待，固然一望可辨。少阴症，脉沉微，但欲寐，是不热也。既不热而又渴，其所以然之故，亦一望可知，此即少阴属肾之真确意义。欲吐不吐与干呕为近，当是中焦有寒。

286 病人脉阴阳俱紧，反汗出者，亡阳也，此属少阴，法当咽痛而复吐利。 此释所以吐利之故，与上节互相发明。咽痛因腺病，当在扁桃体、喉蛾之类也。旧谓不红不肿，痛如刀割者非是。

296 少阴病，吐利，手足不逆冷，反发热者，不死。脉不至者，灸少阴七壮。盖言吐、利、发热、脉不至者，可灸。脉不至，手足必逆冷。《辑义》中"按语"当是既吐利，亦是中寒；不逆冷，未逆冷耳。

300 少阴病，吐利，躁烦，四逆者死。四逆与手足逆冷亦有微甚之辨。

304 少阴病，脉微细沉，但欲卧，汗出不烦，自欲吐，至五六日自利，复烦躁，不得卧寐者，死。

317 少阴病，下利脉微者，与白通汤。利不止，厥逆无脉，干呕烦者，白通加猪胆汁汤主之。服汤已，脉暴出者死，微续者生。

319 少阴病，下利清谷，里寒外热，手足厥逆，脉微欲绝，身反不恶寒，其人面色赤，或腹痛，或干呕，或咽痛，或利止脉不出者，通脉四逆汤主之。

323 少阴病，下利六七日，咳而呕渴，心烦不得眠者，猪苓汤主之。咳则不用温药，是可注意之点。此条用猪苓是咳为水逆，猪苓戕肾，大虚症宜慎。

328 少阴病，饮食入口则吐，心中温温欲吐，复不能吐。始得之，手足寒，脉弦迟者，此胸中实，不可下也，当吐之。若膈上有寒饮，干呕者，不可吐也，当温之，宜四逆汤。

330 厥阴之为病，消渴，气上冲心，心中疼热，饥而不欲食，食则吐蛔，下之利不止。

342 伤寒脉微而厥，至七八日肤冷，其人躁，无暂安时者，此为脏厥，非蛔厥也。蛔厥者，其人当吐蛔。今病者静，而复时烦者，此为脏寒。蛔上入其膈，故烦，须臾复止。得食而呕，又烦者，蛔闻食臭出，其人当自吐蛔。蛔厥者，乌梅丸主之。又主久痢。此两条皆言吐蛔，第二条本文有讹字。吐蛔之义，不能澈底明了，蛔非生理上事，当然非人人所必有。吐蛔之病，今所见者，皆属热。其属寒者，未曾见过所可知者，亦是肠胃病而属风化兼神经性者。

343 伤寒，热少微厥，指头寒，嘿嘿不欲食，烦躁，数日小便利，色白者，此热除也，欲得食，其病为愈。若厥而呕，胸胁烦满者，其后必便血。厥而呕、胁满，是热厥兼肝症。便血有其理，惟是否即后文之白头翁症未能确言。《辑义》"按"谓是尿血义，亦未安。

363 伤寒本自寒下，医复吐下之，寒格更逆吐下，若食入口即吐者，干姜黄芩黄连人参汤主之。本条意义自明。

381 呕家有痈脓者，不可治呕，脓尽自愈。

382 呕而脉弱，小便复利，身有微热，见厥者，难治，四逆汤主之。

383 干呕，吐涎沫，头痛者，吴茱萸汤主之。

384 呕而发热者，小柴胡汤主之。

385 伤寒大吐大下之，极虚，复极汗者，其人外气怫郁，复与之水，以发其汗，因得哕。所以然者，胃中寒冷故也。外阳虚竭，则生内寒。哕之理由，详《辑义》"按"。

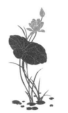

验

方

新

按

毓麟丸

男子阳衰精弱，妇人经脉不调，往往难于嗣续。此丸补气养血，滋肾调经，久久服之，功效非常。每服三钱，陈酒或淡盐汤任下。

党参二两　　　杜仲二两　　　冬术二两　　　白芍二两

甘草一两　　　茯苓二两　　　鹿角霜二两　　当归四两

熟地四两　　　川芎一两　　　花椒二两　　　菟丝子四两

上药共为末，蜜打丸。

铁按：川芎、鹿茸同用，宜于崩漏、下脱；椒则宜于风缓。药效有上行极而下、下行极而上者，此丸殆上行极而下。

青娥丸

此丸能滋补下元、益肾固本、养血滋阴、发白再黑、齿落再生，有返老还童之妙。每服四钱，空心淡盐汤下。

杜仲八两　　　补骨脂五钱　　　核桃肉四两

大蒜头捣泥为丸。

铁按：蒜，近知其有效成分为砒素，性热烈不纯；补骨脂亦热药。复太简，后一方较佳。又方：

熟地四两　　　核桃肉八肉　　　大茴香一两　　　淡苁蓉二两

补骨脂二两　　杜仲四两　　　沉香四钱　　　乳香四两

没药四钱

蜜丸如桐子大。

铁按：妇人产后病乳，用茴香效，但从此无乳。疑此物能变更组织，勿轻用。

金刚丸

肾精枯竭，复伤风湿，经络气滞，久郁不散，以致腰膝沉重，四肢无力，筋骨痿软，不能起床。是丸补精血以培元，祛风湿以利气。久服血旺气充，诸恙自痊。每用三四钱，盐汤下。

川萆薢八分　　杜仲八分　　淡苁蓉八分　　菟丝子八分

上药共为细末，猪腰为丸。

铁按：苁蓉、萆薢均去湿，久服治慢性萎症良。名则劣。

葆真丸

人或禀赋素薄，或调理失宜，男子则衰弱无子，妇人则寒冷不孕。此丸能通十二经脉，起阴发阳，定魄安魂，开三焦之积聚，补五脏之虚损，壮筋健骨，益寿延龄，虽老年不能种子等症。每服三四钱，淡盐汤送下。

熟地二两　　怀山药二两　　补骨脂一两　　龟板胶四两

鹿角胶八两　　小茴一两　　杜仲三两　　胡芦巴一两

柏子霜_{五钱}	萸肉_{一两五钱}	云苓_{二两}	菟丝子_{一两五钱}

柏子霜五钱　　萸肉一两五钱　　云苓二两　　菟丝子一两五钱

远志一两　　杞子一两　　怀膝一两　　巴戟一两

五味子一两　　益智仁一两　　川楝子一两　　枳实一两

石菖蒲五钱

用淡苁蓉四两，打烂为丸。

铁按：此丸当搁，其远志一味，有驱使草木之味。

震灵丹

治男子精元虚惫，心神恍惚，上盛下虚，头晕目眩，中风瘫痪，手足不遂，筋骨拘挛，腰膝沉重，梦遗精滑，膀胱偏坠，小便淋漓；并治妇人血海不足，崩漏带下，子宫寒冷，不能受孕等症。每服三钱，温酒下，妇人醋汤下。忌诸血，孕妇勿服。

禹粮石四两　　乳香二两　　没药二两　　代赭石四两

五灵脂四两　　紫石英四两　　辰砂一两　　赤石脂四两

上药共研细末，米糊为丸。

铁按：石药化热以愈病，故服五石者，须寒食及冷水淋。无法能使恰到好处，是此丹不可用。

二味黑锡丹

治真元亏损，阳气上脱，喘急气促，厥逆不顺，头目眩晕，上盛下虚等症，服之立效。每服一钱，开水下。

黑锡化入，硫黄三两，急搅成砂子，研末，酒糊为丸。

铁按： 虚损之症，喘与汗皆甚微，惟恶热异常，即当此丸。

局方黑锡丹

治脾元久冷，上实下虚，肾水亏竭，心火炎盛，痰鸣壅塞，喘促气逆；或奔豚上气，脚气上冲，两胁膨胀，五种水气；及阴阳气不升降，卒暴中风，痰潮上膈，神昏不省；并小儿痘疹，各种坏症；妇人血海枯寒，不能孕育，赤白带下，一切阴火逆冲，真阳暴脱诸症。服此即可回生，慎勿轻视。每用四十丸，盐汤下，女人艾枣汤下。

沉香一两　　　肉果一两　　　肉桂五钱　　　胡芦巴一两

川楝子一两　　黑锡二两　　　广木香一两　　小茴香一两

阳起石一两　　淡附子五钱

黑锡化入，硫黄三两，急搅成砂子，研末，酒糊为丸，用袋打光。

铁按： 真阳上脱，但恶热不恶寒，而症属虚损者，可用。锡与硫合，阴阳配也；桂、附合，向下行也；桂、附、胡巴、阳起、川楝合，皆肾药也；木香、茴香行气，是副药。

金锁固精丸

心肾不交，气血两损，以致精关不固、无梦、频遗、腰痛、耳鸣、四肢困倦、虚烦盗汗、睡卧不安、一切虚劳遗泄等症。是丸交济水火，培固元阳。服之精髓充足，阴阳和平，自无滑脱不禁之证矣。每服四钱，空心淡盐汤下。忌食烧酒、萝卜、诸血，并房室、劳役等事。

锁阳_{八两}　　淡苁蓉_{八两}　　莲须_{八两}　　芡实_{八两}

龙骨_{四两}　　巴戟_{八两}　　茯苓_{八两}　　牡蛎_{四两}

鹿角霜_{八两}

上药共研细末，水泛为丸。

铁按：巴戟、鹿角霜，相火易动者不宜。是有梦者，弗服为是。

滋肾丸

一名通关丸。治肾虚蒸热，脚膝无力，阴痿阴汗，脉上冲而喘益急，口不渴而小便秘。服此则蒸热自退，肾关自通。每服三钱，开水下。

知母_{六两}　　黄柏_{六两}　　肉桂_{六两}

上药共研细末，蜜为丸。

铁按：当云阴痿盗汗，气上冲，此丸用之当必效，挛症亦好。

知母、黄柏均戕肾，不可单独用。此丸三物等分，服一钱，已重剂。

东垣猪肚丸

白术二两　　　　牡蛎四两　　　　苦参三两　　　　猪肚一具

用猪肚，打烂为丸。

铁按：苦参是特效成分，能燥湿增加组织弹力，单独用，可使肠内膜破碎。

无比山药丸

治丈夫久显百损，五劳七伤，头痛目眩，肢厥烦热，或脾疼腰酸，不随饮食，不生肌肉，或少食而胀，满体无光泽，阳气衰绝，阴气不行，每服二十丸至三十丸，食前温酒或米汤下。

怀山药二两　　熟地三两，酒浸　　菟丝子三两　　赤石脂三两

淡附子二两　　怀牛膝三两，酒浸　　萸肉三两　　茯苓三两

五味子六两　　巴戟三两，去心　　炮姜二两　　泽泻三两

潞党参一两五钱　桂心一两五钱　　杜仲炒，三两　　淡苁蓉四两

柏子仁二两　　白术二两

蜜丸，如桐子大。

铁按：姜、附、桂、膝同用，温下壮肾阳，热者不可用。

脾约麻仁丸

此丸专治脏腑不和，津液偏渗于膀胱，以致大便秘结，小便赤热，或因老年阴亏等症。每服三钱，开水送下。

生军_{炒，二两}　　川朴_{二两}　　　麻仁_{二两}　　　　杏仁_{二两}

白芍_{一两五钱，酒炒}　　　　枳实_{一两}

上药共研细末，生蜜为丸。

铁按：小便利则大便约，不能三钱，三钱是重剂。

乌梅安胃丸

治胸膈绞痛，胃寒吐蛔，或病者静而时烦，因脏寒蛔上入其膈，为蛔厥等症。每服二十丸，每日三服，忌生冷、滑物、臭食等。

乌梅_{三百枚，加肉十二两}　　　　桂枝_{六两}　　　干姜_{十两}

当归_{四两}　　川椒_{熬去汗，四两}　　黄柏_{六两}　　　人参_{六两}

川连_{十六两}　　细辛_{六两}　　　泡附子_{六两}

上药共研细末。乌梅用苦酒浸一宿，去核蒸之。用米五升，煮饭捣成泥，和药成丸。

铁按：细辛、川椒治寒厥之药。吐蛔有热症，当辨症为先务。

七味豆蔻丸

治久痢之后，元气虚陷，肠滑不固，非涩敛之药不能收功，是丸主之；并治小儿痘后寒热，腹痛泄泻。每服三钱，开水送下。

诃子_{五钱}　　　砂仁_{七钱五分}　　龙骨_{五钱}　　　赤石脂_{二两}

枯矾_{七钱五分}　　广木香_{二钱}　　豆蔻_{一钱}

上药共研细末，水泛为丸。

今年，苏州俞申伯即患此病，当时未想到此方，用干姜、石脂不效，当枯矾、诃子也。志之以为覆车之鉴。铁樵。

良附丸

治胃脘积滞未化，胸腹胀痛相连，或时作时止，或经年不愈，服此最宜。每服三钱，米饮汤下。

良姜　香附_{等分}

水泛为丸。

铁按：良姜猛悍甚于姜，三钱太重。

清暑益气丸

伤暑之症，因正气不足而受邪气。炎夏之际，服此则无困倦、烦躁之虞，泄泻之虑，殊有运气消暑之妙，其功不可枚举。每服二三钱，开水下。

党参八两	白术四两	陈皮六两	当归八两
升麻二两	苍术八两	青皮四两	黄芪八两
葛根四两	六神曲六两	麦芽四两	泽泻四两
五味子四两	黄柏二两	甘草二两	

上药共研细末，蜜为丸。

铁按：此丸殆出自东垣，然病理上却讲不去。

驻车丸

治暑湿郁蒸变为下痢，红白相间，似脓非脓，腹痛，力乏，里急后重，日数十次。用开水送服二三钱。

川连三两	干姜一两	当归一两	阿胶一两

用阿胶化烊为丸。

铁按：既后重，姜即在可商之列。

舒肝乌龙丹

治肝郁不达，胸腹痞闷，两胁作痛，痰饮呕吐，气逆上冲，四肢厥冷，久则遗精带下，病成虚劳。是丸平肝舒气，补虚强胃，神效无比。每服三钱，开水送下。

九香虫三两	杜仲一两六钱	於于一两	广皮八钱

车前_{八钱}

上药共研细末，蜜为丸。

铁按： 饮属寒，痛是内脏神经。用法以此为准。

枳实消痞丸

治脾虚不运，伤食恶食，胸腹胀闷，肢体疲倦，虚痞虚满等症。是丸利湿消痞，行气化食，去邪而不伤正。每服三钱，开水送下。

枳实_{五钱}　　川连_{五钱}　　白术_{三钱}　　人参_{三钱}

干姜_{二钱}　　川朴_{四钱}　　茯苓_{三钱}　　半夏曲_{三钱}

甘草_{二钱}　　麦芽_{三钱}

上药共研细末，蒸饼为丸。

铁按： 此种宜煎剂，不宜丸。

阿魏消痞丸

专治一切积滞不化及癥瘕痞块，小腹有形，按之则痛等症。是丸力能破滞消积，惟药性猛烈，形实体壮者宜之。每服一二钱，开水送下，服后食胡桃肉，以鲜药气。

连翘_{五两}　　麦芽_{十两}　　山楂肉_{五两}　　莱菔子_{十两}

大贝母_{五两}　　风化硝_{二两五钱}　　阿魏_{五两，醋化}　　蒌仁_{十两}

川连_{五两}　　六神曲_{十两}　　制南星_{十两}　　胡黄连_{五两}

青盐二两

上药共研细末，姜糊为丸。

铁按： 阿魏消肉积，是血药，协风化硝，猛悍异常。

理疝芦巴丸

治小肠气结，奔豚，痕疝，睾丸坚硬，小腹有形，上下走痛，或绕脐攻刺，呕吐气滞。是丸散寒化滞，扶气补虚。每服三钱，淡盐汤下。

胡芦巴十六两　　川楝子一斤二两　　吴茱萸十两　　　川乌一两

巴戟肉一两　　小茴香二十两

上药共为细末，水泛为丸。

铁按： 挈症颇好。石顽云：小腹有形、窜痛，用此丸。上热下寒、厥、呕吐者，黑锡丹皆可循。

三层茴香丸

治寒疝腹痛，阴丸偏大，肤囊壅肿，有妨行步，或瘙痒不止，时出黄水，或长怪肉，肾肿如石，及一切小肠气等症。食前淡盐汤下。

一层　川楝子四两　　沙参四两　　　木香四两

二层　荜茇四两　　槟榔二两

三层　茯苓十六两　　附子二两，制　　盖面用茴香二两

济生橘核丸

治四种癫病，卵核肿胀，偏有大小，或坚硬如石，痛引脐腹，甚则肤囊肿胀，成疮时出黄水，或痈肿溃烂等症。每服六七十丸，酒盐汤下。

橘核四两	枳实二两，麸炒	昆布四两	川楝子四两，炒
海藻四两	木通二两	桃仁四两	桂心二两
广木香二两	海带四两	川朴二两	元胡二两，炒

上药共研细末，酒糊为丸。

铁按：疝气三方，都妥当。

宁嗽丸

治邪留肺经，久嗽不宁，攻伐不可，惟此丸能止嗽化痰，润肺定喘，降有余之邪火，保受伤之肺金。每服三钱，开水下。

川贝六两	桑叶四两	薄荷四两	米仁六两
甘草二两	苏子四两	南沙参四两	茯苓四两
前胡二两	姜夏四两	杏仁霜四两	橘红二两
川石斛四两	谷芽四两		

川石斛、谷芽二味，煎汤泛丸。

铁按： 急性支气管炎化热之后，用此善后，良。

舟车丸

治水道壅遏，发为肿胀，口渴面赤，气阻腹坚，二便皆闭，形气俱实之症。是丸通气利水，化积退肿，服之立效，惟药力迅猛，用宜斟酌。每服一钱，开水送下。

大黄_{二两}　　　大戟_{一两}　　　芫花_{一两}　　　广木香_{五钱}

轻粉_{一钱}　　　槟榔_{五钱}　　　橘红_{一两}　　　甘遂_{五分}

黑丑_{四两}　　　青皮_{五钱}

上药共研细末，水泛为丸。

铁按： 轻粉以勿用为是。

局方至宝丹

此丹荟萃各种灵异，皆能补心体、通心用、除邪秽、解热结，以成拨乱反正之功。专治中风不语，中恶气绝，中诸物毒、疫毒、瘴毒、蛊毒，产后血晕，口鼻出血，恶血攻心，烦躁气喘，吐逆难产，闷乱，死胎不下。并用童便、姜汁磨服。又疗心胸积热，呕吐，邪气攻心，大肠风秘，神魂恍惚，头目昏眩，眠睡不安，唇口干燥，伤寒谵语。用开水下，脉虚者用人参汤下。

生乌犀屑_{一两}　　生玳瑁屑_{一两}　　琥珀_{一两}　　朱砂_{一两}

龙脑一钱　　　　牛黄五钱　　　　雄雌黄一两　　　麝香一钱

安息香一两五钱　　金银箔五十张，为衣

上药每料分作百丸，重七分。

铁按：伤寒，无用此丸之理。

牛黄消心丸

此丸专治诸风，缓纵不随，语言謇涩，怔忡健忘，头目眩瞀，胸中烦郁，痰涎壅塞，精神昏愦，心气不足，神志不定，惊恐怕怖，悲忧惨戚，虚烦少睡，喜怒无时，颠狂昏乱等症。用开水送下。

犀牛黄一两五钱　　　羚羊角一两五钱　　　白茯苓一两五钱，去心

生甘草一两五钱　　　生人参一两五钱　　　乌犀角一两五钱

冬白术一两五钱　　　明雄黄一两五钱　　　当归身二两

麝香六钱　　　　　甜桂心三钱　　　　冰片六钱

上药共研细末，蜜为丸，金箔为衣，重八分。

铁按：缓纵非此丸所能治，药性可治文痴，但为效不良。

万氏牛黄清心丸

治邪热入于心胞，精神昏愦，妄言谵语，或伤寒湿热，蒙闭于上；或中风，痰涎壅塞，神识不清，或五种颠痫等症；又治小儿惊风、痘毒。每服一丸，开水送下。

黄连_{五钱}　　黄芩_{三钱}　　广郁金_{二钱}　　牛黄_{三分}

山栀_{三钱}　　辰砂_{一钱五分}

上药共研细末，用腊雪水调，面糊为丸。

铁按：此方劣，挈症谬。惊与痘，牛黄非宜。初生儿胎毒盛者，俗用三黄，又予犀黄，不如径服此丸。

小活络丹

此凡专治中风，手足不仁，经络中有寒湿、流痰、死血，以及腿臂疼痛，跌打损伤，瘀血停留，鹤膝风，附骨寒痛等症。

制川乌_{姜汁炒，六两}　　制草乌_{二两二钱}　　制胆星_{六钱}

没药_{二两二钱}　　乳香_{二两二钱}　　地龙_{二两二钱}

上药共研细末，蜜丸，重一钱。

铁按：此丸定痛，大妙。

安宫牛黄丸

此丸其芳香能化秽浊而利诸窍，其咸寒能保肾水而安心体，其苦寒能通火腑而泻心用。专治邪入心包，精神昏愦，谵言妄语，痰涎壅塞，神识不清等症；兼治飞尸卒厥，五痫中恶，大人、小儿痉厥之因于热者。每服一丸，脉虚者人参汤下，脉实者银花薄荷汤下。病重体实者，日再服，甚或三服。小儿服半丸，不知。再服半丸。

犀黄_{一两}	广郁金_{二钱}	大梅_{二钱五分}	珍珠_{五钱}
犀角_{一两}	麝香_{二钱五分}	川连_{一两}	腰黄_{一两}
黄芩_{一两}	劈砂_{一两}	山栀_{一两}	

粥汤泛丸，金箔为衣，重五分。

铁按：此丸劣，安宫字既不妥当，药亦无窍。邪入心胞，不合生理病理。犀牛黄用于热病，往往致陷；本欲出痧疹者，犀黄为禁药。借用治心房病良。

海藏愈风丸

此丹专治疠风为患，手足麻木，眉毛脱落，遍身生疮，及癫风瘾疹，皮肤瘙痒，搔破成疮等症，服之神效。每服二钱，用玉屏风散煎汤送下。

金钱白花蛇　　乌梢蛇　　　　蕲蛇_{以上去肠阴干，酒拌，浸晒为粉}
苦参_{四两}　皂角_{一斤，去膜切片，用无灰酒浸一宿，熬膏打为丸，重一钱}

铁按：落眉乃皮脂腺与立毛神经坏变，苦参为特效药。然药味太简，亦是一弊。简则力专而偏，不宜久服。此可以治麻风。

养正丹

治上盛下虚，目昏头晕，咳逆反胃，霍乱吐泻，中风涎潮，不省人事，及伤寒阴盛，唇青自汗，四肢厥冷等症。此丸能升降阴阳，祛邪扶正，服之立效。每服一钱，开水送下。

水银　　黑锡同煅，结砂子　　硫黄另研　　　朱砂水飞，各三两净

铁铫溶化，黑锡入水银，柳木搅，结成砂，研，再下朱砂，觉令不见星，方入硫黄末，急搅成汁，和匀，焰起，醋酒候冷，研细，煮糯米糊丸，姜枣参汤下，三分至一钱五分。

铁按：此不可用。不食马肝，未为不知味。

蠲痹丸

治营卫虚弱，风湿流滞，身体烦痛，手足冷痹，项背拘挛，腰膝沉重，举动艰难等症。此丸祛风固卫，除湿活血，神效异常。每服三钱，开水送下。

黄芪三两，酒炒　　羌活一两五钱　　当归三两，酒拌　　姜黄一两五钱

甘草一两，炙　　防风二两　　　　赤芍一两五钱，酒炒

生姜、大枣打丸。

铁按：腰膝沉重即是风湿留滞之症，自汗、脉缓是营卫虚弱之症。方中宜加桂枝，祛风、固卫、除湿均非桂枝不可。

易老天麻丸

此丸专治诸风瘫痪，筋脉拘挛，骨节痛，手足麻木，口眼㖞斜，半身不遂及风痰内阻等症。每服三钱，开水送下。

天麻_{六两}　　熟地_{三斤}　　羌活_{六两}　　川贝_{六两}

川牛膝_{六两}　　当归_{一两}　　淡附子_{一两}

上药共研细末，蜜为丸。

铁按： 此方虽出自易老，却是大络椎轮，挛症中所言未必能治。

健步虎潜丸

此丸能祛风活血，壮阳益精。凡老年衰迈或壮年病后筋骨无力，步行艰难，腿膝疼痛、麻木等症。每日早晚，用盐汤送服一丸，自有应效。

潞党参_{四两}　　茯苓_{四两}　　知母_{八两}　　白芍_{四两}

枣仁_{四两}　　米仁_{八两}　　独活_{四两}　　生地_{八两}

防风_{四两}　　虎胫_{八两}　　熟地_{八两}　　沉香_{二两}

杜仲_{八两}　　五味子_{二两}　　木瓜_{八两}　　麦冬_{八两}

枸杞_{四两}　　淡附子_{四两}　　龟板_{六两}　　远志_{八两}

羌活_{八两}　　石菖蒲_{四两}　　黄芪_{六两}　　当归_{六两}

川柏_{八两}　　怀牛膝_{八两}　　台术_{八两}

上药，其共研细末，蜜为丸，重二钱五分。

又方小粒

川柏_{三两}　　知母_{三两}　　当归_{一两五钱}　　锁阳_{一两五钱}

白芍_{二两}　　怀牛膝_{二两}　　龟板_{四两}　　虎胫骨_{一两}

陈皮_{三两}　　　熟地_{二两}

上药共研细末，用羊肉煮烂，均和打丸。

铁按：菖蒲、远志、黄柏、附子并用，开阖太甚，疑久服有弊。小粒较好，但亦宜于老年阳痿，盛年虽病后服之，亦嫌乎严墙之下。

搜风顺气丸

此丸能润肾搜风，破滞顺气，下燥结，祛瘀热，通幽利水。主治风秘气闭，便溺阻隔，偏身虚痒，脉浮而数，及肠风下血，中风瘫痪等症。每服三钱，开水送下。

大黄_{五两}　　麻仁_{二两}　　枳实_{一两}　　车前子_{二两}

怀牛膝_{二两}　　菟丝子_{二两}　　萸肉_{二两}　　槟榔_{一两}

怀山药_{二两}　　防己_{一两}　　郁李仁_{二两}　　独活_{一两}

上药共研细末，蜜为丸。

铁按：攻补并用，侧重于通。新陈代谢失职者宜之。

河间地黄饮子丸

精虚血枯，内风袭络，手足麻木，心神恍惚，气喘厥逆，舌喑足废，此少阴气厥不至，名曰风痱。是丸能回元阳、祛风火。每服三钱，淡盐汤送下。

铁按：无病，人亦可服，则不能治大病可知。

六味粉一料　　　杜仲四两　　　　麦冬三两　　　　广皮二两

上药共研细末，蜜为丸。

玉屏风散

治风邪久留不散，中虚自汗不止。此丸能固表补中，久服则正气足而外邪自不易入。每服三钱，开水下。

炙黄芪一两　　　白术二两　　　防己二两

水泛为丸。

铁按：云外邪不易入，固然，然必外邪先出，然后可服。

愈风丹

治风湿痛痹，手足麻木，及风痰入络，筋骨酸痛，肢节拘牵，口眼㖞斜，甚则瘫痪等症。此丸去风除湿，活血止痛，功莫大焉。每服三钱，开水送下。

熟地一斤　　　川萆薢六两　　　当归一斤　　　　元参六两

羌活十四两　　　天麻六两　　　杜仲七两　　　　生地一斤

怀牛膝六两　　　肉桂三两　　　独活五两

上药为末，蜜丸。

铁按：此为二等药，有回天丸中"温、补、行"三字，然"行"字太少。

九制豨莶丸

凡人气虚血弱，湿蕴痰盛，往往年逾四十，多有手足麻木，言语謇涩，遍身疼痛等病。此丸能益气行血，祛湿利痰，通经络，健脾胃，壮筋骨，疗三十六种风症，治七十二般痰疾。不论男妇，久久服之，可免中风之危。每日早起服一丸，用开水或温酒下，临卧时再服竹沥枳术丸，尤妙。

豨莶草二斤，酒拌，九蒸九晒　　威灵仙六两　　白芍八两

天麻六两　　秦艽四两　　熟地十二两　　木瓜四两

川芎六两　　人参四两　　当归八两

蜜丸，重二钱五分。

铁按：此丸配合尚好。然身痛肢麻、湿蕴痰盛，当责之肾亏，主要在修养。

人参鳖甲煎丸

《金匮》云：久疟不愈，结为癥瘕，名曰疟母，以此丸治之。每服七丸，每日三服，空心下一服，中饭前下一服，晚饭前下一服。体虚弱者，酌加参汤下。忌生冷、油腻、鸡蛋、豆麦等食。

炙鳖甲十一两　　川朴三两　　芍药五两　　干姜三两

赤硝六两　　人参一两　　丹皮五两　　石韦三两，去毛

䗪虫五两，熬汁　制半夏一两　大黄三两　黄芩三两

桃仁二两　柴胡六两　桂枝三两　瞿麦二两

阿胶三两，炒　鼠妇三两，熬汁　葶苈子一两，熬　紫葳三两

蜂房四两，炙　乌扇三两，烧（即射干）　蜣螂虫六两，熬汁

取煅灶下灰一斗，清酒一斛五斗，浸灰，候尽一半，著鳖甲于中，煮令泛烂如漆，绞取汁，纳诸药煎为丸。

铁按： 蜣螂、䗪虫、蜂房并用，益以消、黄、桃仁、葶苈、瞿麦。此丸力量甚大，可以代虫蚁搜剔法。每服少许，当以厘计。

圣济鳖甲丸

三阴疟疾，世所谓四日两头病也。缠绵不已，愈发愈虚，久久必变大证。此丸治疟疾经久不愈，最有奇效。无论男妇老疟、劳疟，姜汤送下三钱，小儿减半。忌生冷、油面、鸡鸭蛋等物。

炙鳖甲四两　山楂二两　广皮二两　厚朴二两

麦芽二两　首乌四两　草果二两五钱　莪术一两五钱

姜半夏二两　青皮一两五钱　六神曲一两　三棱一两五钱

黄芩二两　柴胡一两五钱　常山五钱

上药共研细末，姜枣汤打丸。

铁按： 此丸就血分着笔，视前一方为逊。常山确是效药，五钱太少，当如柴胡之量。

半硫丸

能治积冷，温脾胃。一切痃癖、大便冷闭等症，并皆治之。每服十五丸至二十丸，空心温酒下，或姜汤下，妇人醋汤下。

制硫黄_{醋透}　　制半夏_{等分}，为末，米糊为丸。

铁按：伤寒阴症溜腑后，以此下之效，然余已十年不用矣。

防风通圣散

此方上下分消，表里交治，妙在汗下并用，仍寓息养之意，故谓圣济。凡风寒暑湿，饥饱劳役，内外诸邪所伤，表里三焦俱实，气血拂郁，憎寒壮热，目赤头痛，耳鸣鼻塞，口苦舌干，咽喉不利，咳嗽上气，大便闭结，小便赤涩，手足瘈疭，惊狂谵语，丹斑瘾疹，脏腑热结，痔漏便血，疮疡肿毒，折跌损伤，一切风热等症皆可治疗；小儿急惊亦能奏效。服后避风、节食，孕妇勿服。每服三钱，开水调下。

防风_{四两}　　滑石_{八两}　　桔梗_{四两}　　石膏_{五两}

黑山栀_{四两}　麻黄_{四两}　　甘草_{五两}　　大黄_{五两}

条苓_{五两}　　薄荷_{五两}　　白术_{四两}　　连翘_{四两}

白芍_{一两五钱}　荆芥_{四两}　　川芎_{一两}　　当归_{五两}

上药共研细末，用生米、朴硝化水为丸。

铁按： 此与双解散略同，虽云圣济，不可为训。治热病须先通病理。

清咽太平丸

治木火上炎，肺金受伤，以致咯血于寅卯之时，两颊常赤，咽喉不清等症。此丸能消风涤热、清肺疏肝、润燥生津、升清散瘀。每服一丸，口中噙化，神效。

薄荷一两　　　犀角一两　　　桔梗二两　　　生甘草二两

防风二两　　　柿霜二两　　　川芎二两

共为细末，白蜜为丸，重二钱。

铁按： 绝妙配合。

大温中丸

治湿热久蕴，盘结不散，气血不能流行，胸饱腹满疼痛，膨胀，二便不利等证。此丸能破滞行血，化湿理气，服之神效。每服三钱，开水送下。

香附四两　　　针砂一两　　　云苓一两　　　白术五钱

陈皮一两　　　青皮一两　　　苍术三两　　　山楂一两

白芍一两　　　川朴一两　　　苦参五钱　　　甘草二钱

上药共为细末，醋糊为丸。

铁按：凡患此者，必无力如懈㑊。苦参一味，即其效药。腹满属脾，故知是湿；痛则涉血，故当破结。

伐木丸

治肝木横逆，上乘脾土，心腹胀痛，中满不运，外发黄肿，状如土色等证。此丸平肝扶脾，化湿降浊，其效如神。每服二钱，开水下。

皂矾二两　　　茅术四两　　　六神曲八钱

上药共研细末，酒糊为丸。

铁按：血色素变化中毒性，不虚而湿胜者良。

绛矾丸

治湿热蕴结，发为黄疸，腿足浮肿，腹内有块，或便肠红等症。此丸化积去滞、退肿降浊，神效异常。每服二钱，开水送下。

煅皂矾三两　　　厚朴一两　　　茅术三两　　　广皮一两

上药共研细末，加大枣肉、白蜜为丸。

铁按：伐木①、绛矾实无大异，绛矾较平和。

---

① 伐木：指伐木丸，由苍术、皂矾等组成，主治黄肿、水肿腹胀等。

益血润肠丸

能祛风养血，治津液亡、大肠秘。老人、虚人均可服五六十丸，空心白汤下。

当归四两	生地四两	熟地四两	桃仁四两
杏仁四两	麻仁四两	厚朴四两	黄芩四两
枳壳四两	生军二两	熟军二两	甘草二两

上药共研细末，蜜丸如桐子大。

铁按：四物之补不敌桃核承气之克。

脏连丸

此丸能败火毒、驱湿热、消肿痛、敛脓血。专治湿热内蕴、肠胃气滞以致浊气、瘀血流注肛门，痛痒皆作等症。

猪大肠一条，用川连粉装入，两头扎紧，酒煮烂，打糊为丸。

加味脏连丸

丹皮三两	泽泻三两	茯苓三两	天花粉三两
黄柏酒炒，三两	知母三两	怀山药四两	萸肉四两
油当归四两	生地八两	潞党参二两	牙皂二两
酒川连三两	槐角四两		

上药捣粗末，入猪大肠，两头扎紧，再用糖米一升，将大肠盘于米中，煮熟取出，晒干再研细末，炼蜜为丸，如梧桐子大。

铁按：本是猪肠引经，黄连消炎，加味方则增血药，自以加味为稳。

肠风槐角丸

此丸能祛风消毒、解热润脏、宽肠利气、和血定痛，专治肠风痔漏、痛痒火盛等症。

槐角_{八两}	地榆_{八两}	黄芪_{八两}	油当归_{八两}
升麻_{八两}	生地_{八两}	条芩_{八两}	连翘_{八两}
白芷_{四两}	川连_{四两}	川芎_{四两}	阿胶_{二两}
秦艽_{八两}	防风_{四两}		

上药共研细末，蜜丸如桐子大。

铁按：曰升，曰消炎，曰祛风，曰补，却宜煎剂，不必丸。

治浊子午丸

治心肾俱虚，梦寐惊悸，体常自汗，烦闷短气，悲忧不乐，消渴引饮，澼下赤白，停凝浊甚，四肢无力，面黄肌瘦，耳鸣眼昏，头晕恶风，怯寒等症。每服五十丸，空心，浓煎萆薢汤下。忌劳力、房事。专心服饵，渴止浊清，自有奇效。

上药捣粗末，入猪大肠，两头扎紧，再用糖米一升，将大肠盘于米中，煮熟取出，晒干再研细末，炼蜜为丸，如梧桐子大。

铁按：本是猪肠引经，黄连消炎，加味方则增血药，自以加味为稳。

肠风槐角丸

此丸能祛风消毒、解热润脏、宽肠利气、和血定痛，专治肠风痔漏、痛痒火盛等症。

槐角 八两	地榆 八两	黄芪 八两	油当归 八两
升麻 八两	生地 八两	条芩 八两	连翘 八两
白芷 四两	川连 四两	川芎 四两	阿胶 二两
秦艽 八两	防风 四两		

上药共研细末，蜜丸如桐子大。

铁按：曰升，曰消炎，曰祛风，曰补，却宜煎剂，不必丸。

治浊子午丸

治心肾俱虚，梦寐惊悸，体常自汗，烦闷短气，悲忧不乐，消渴引饮，澼下赤白，停凝浊甚，四肢无力，面黄肌瘦，耳鸣眼昏，头晕恶风，怯寒等症。每服五十丸，空心，浓煎萆薢汤下。忌劳力、房事。专心服饵，渴止浊清，自有奇效。

榧子二两, 去壳　　莲肉一两, 去心　　苦楮实一两　　白牡蛎一两, 煅

补骨脂一两, 炒　　琥珀一两　　　　　芡实一两　　　巴戟一两, 去心

白茯苓一两　　　　莲须盐蒸, 一两　　　白龙骨一两　　赤苓一两

朱砂一两五钱　　　杞子一两　　　　　枯矾一两　　　　文蛤一两

肉苁蓉十八两

酒蒸烂，研膏和丸如梧桐子大，朱砂为衣。

铁按：惊悸自汗以下是心虚，消渴以下是肾虚，治心肾皆虚，故云子午。龙骨、牡蛎止汗，亦即补心之品。补肾、泻心、涩精、利溲，尚嫌分利方面太少。

治浊分清丸

治湿热下注，膀胱为淋为浊，小便赤涩，溺管作痛，或心神不交，梦泄遗精等症。此丸升清降浊，祛湿泻火。俾气化行而心神通，则淋浊自止，遗泄胥愈矣。每服三钱，开水下。

茯苓五两　　　　阳春砂三两　　　甘草梢三两　　　黄芩三两

怀山药四两　　　益智仁五两　　　石菖蒲五两　　　乌药五两

黄柏三两　　　　红栀仁三两　　　萆薢五两

朱砂为衣。

铁按：消炎，利溲，涩精。

牛黄抱龙丸

小儿惊风有急慢之分：急惊发于骤然身热，耳赤，大小便闭，属实热，宜用清凉之品；慢惊系久病久痢之后，精神疲竭所至，属虚寒，宜用温补之药。一热一寒势同冰炭。此丸专治急惊风，能去风化痰，镇心益精，神效异常。每服一丸，薄荷灯心汤任下。慢惊风忌服，病家慎之。

牛黄三钱	天竺黄一两二钱	茯苓九钱	天麻九钱
川芎九钱	胆星九钱	白附九钱	全虫九钱
蚕衣九钱	僵蚕九钱	钩尖九钱	雄黄六钱
朱砂六钱	防风一两二钱	人参六钱	珍珠四钱
琥珀八钱	大梅八分	麝香八分,炒	

炒米糊为丸，重五分。

铁按：刚痉、柔痉及转属慢性脑症，均详医案。此所谓慢惊，乃疳积慢脾。

琥珀抱龙丸

小儿急惊风之症，身热面赤、牙关紧闭、痰涎壅塞、小便短赤、神识不清，此系实热之症，最为危险。投以清凉之品则痰可化，而热自松。此丸能去风化痰，清热定神，应验甚速，每服一丸。慢惊则忌。

琥珀七钱	天竺黄一两	胆星一两	甘草一两
沉香一钱	麝香一钱	枳壳一两	腰黄五钱
怀山药一两	辰砂一两	月石一两	茯苓一两

上药共为细末，将胆星化烊，加曲糊为丸，重五分，朱衣。

铁按：慢惊字不妥，从来界说不清，须更正。

犀角解毒丸

治小儿胞胎积热及痘瘄余毒未清，变生疮疖，并一切口破舌痛、惊恐发搐、鹅口牙疳等症。此丸祛风清热、解毒杀虫，灵效非常。月内婴孩每服半丸，满月后至五六岁者，俱用一丸。灯心煎汤下，忌生冷油腻、煎炒等物。

犀角一两	牛蒡子五钱	防风五钱	黄芩五钱
连翘五钱	赤芍五钱	荆芥一两	薄荷五钱
当归五钱	细生地七钱	甘草五钱	桔梗七钱

上药共研细末，蜜丸，重八分。

铁按：平正可用。

五福化毒丸

治小儿蕴积热毒、实热丹毒、大小便闭、痘疹后余毒、一切火盛胎毒等症。每服一丸，开水送下。

元参二两	桔梗二两	牙硝一两	川连一两
胆草一两	青黛一两	人参一两	冰片五分
朱砂三钱	赤苓二两	甘草五钱	

蜜丸，金衣。

铁按：平正可用。

又方

| 犀尖四钱 | 甘草一两 | 银花一两 | 大黄二两 |
| 川连一两 | | | |

蜜丸，重五分，朱衣。

铁按：此较胜。

九味芦荟丸

治小儿肝脾疳积，发热体瘦，腹胀，口渴，大便不调，小便如泔，或耳内生疮，瘰疬结核，牙腮溃烂，目生云翳等症。是丸消疳杀虫、化积而清郁热，奏效如神。每服一钱，开水下。

胡连一两	麝香一钱	雷丸一两	川连一两
青皮一两	鹤虱二两	白芙蓉一两	广木香一两
芦荟一两			

水泛为丸。

铁按：挈症与方合，服量当减半。

至圣保元丹

此丹能驱风解邪，降火化痰，清心安神。专治小儿中风惊悸、盘肠搐搦、目直睛翻、头摇口噤、唇黑囊缩、腹痛气厥、口眼歪斜、二便闭塞，并治大人一切中症。俱用开水化服，大人每服一丸，症重二丸，小儿减半，孕妇忌服。

胆星一两四钱　　僵蚕二十八条　　全虫二十四个　　青礞石一两

天竺黄八钱　　麝香二钱　　冰片一钱　　珍珠四钱

广皮八钱　　朱砂八钱　　天麻一两二钱　　羌活一两

牛黄二钱　　茯苓八钱　　防风一两　　血珀六钱

蜈蚣四条

上药共研细末，用钩尖四钱，甘草八分，薄荷一两，麻黄一两，四味熬成胶，加姜汁一碗，竹沥四两为丸，朱砂、金箔衣五分。

铁按：此方当有效，可用。

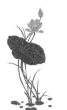

金匮翼方选按

第一期

中风八法

一曰开关

卒然口噤目张，两手握固，痰壅气塞，无门下药，此为闭证。闭则宜开，不开则死。搐鼻、揩齿、探吐皆开法也。

白矾散（《圣济》） 治急中风，口闭，涎上，欲垂死者。

白矾二钱　　　生姜一钱，连皮捣，水二升，煎取一升二合

上二味合研，滤分三服，旋旋灌之。须臾吐出痰毒，眼开风退，方可服诸汤散救治。若气衰弱，不宜吐之。此方以白矾涌泄为主，佐入生姜，辛以开之也。

又方

白矾如拇指大一块（为末）　　　　巴豆二粒，去皮膜

将上二味于新瓦上煅，令赤为度，炼蜜丸，芡实大。每用一丸，

绵裹放患人口中近喉处，良久吐出痰，立愈。一方加皂角一钱，煅研，取三分吹入鼻中。按：巴豆为斩关夺门之将，用佐白矾以吐痰，因其性猛烈，故蜜丸含化，是急药缓用之法。

铁按：中风从寒化者，唇舌都润，舌质不红，口液奇多，喉间痰声辘辘，目瞑或虽张而无神，其眼球不能自由转动，左侧卧则目向左，右侧卧则目向右，此在旧医书谓之"目连搭"，其舌常萎缩。此种因三叉神经麻痹，滑车神经与舌咽神经都是其分支，详《惊风详说》讲义。唯其如此，所以舌萎，目连搭，会厌之肌肉亦不能自由运动，故痰声辘辘而不能吐。凡猝然中风，即见此种症象者，当用辛温下降，如干姜、附子、吴萸之类。当用有刺激性之药使麻痹之神经得苏醒，则痰涎自出。第一方白矾、生姜，其生姜一味，即是富有刺激作用。凡药性，其药位最当注意。生姜之刺激作用，不在舌尖而在咽喉，故能取效。若问何以在咽喉，则无理由可言，惟有求之经验。

第二方巴豆所谓斩关夺隘，因此药能呕能泻，其性奇悍。食停上膈之结胸症，用此可以取效。惟只宜用巴豆霜，且只能以厘计，至多到一分。至于中风，其癥结是神经麻痹，照此用法，开关是否有效，未经试验。惟既经煅过，用量又少，当然无害。此后尚有急救稀涎散及胜金丸两方，都不甚好。稀涎散用猪牙皂角、明矾，此种药只宜擦牙，不宜内服；胜金丸用藜芦，尤其凶悍，都属可商。

经验上用之而有效者，最好是苏合香丸。开关云者，指猝中之后，最初用药而言。苏合香丸能刺激神经，亦能令病者呕吐，凡用一丸，温开水化，灌入病人口中。如不能咽，可听其徐徐渗入。无论见寒化症象、热化症象都可用，寒化者可加姜。

二曰固脱

猝中之候，但见目合、口开、遗尿、自汗者，无论有邪无邪，总属脱证。脱则宜固，急在元气也。元气固，然后可以图邪气。

参附汤　按：此方为急救之法，药止二味，取其力专效速也。

人参　制附子

用人参须倍于附子，或等分，不拘五钱或一两，酌宜用之，姜水煎服。有痰加竹沥。

铁按：所谓脱，是涣汗、遗尿、目无神。若万分危急，可用艾灸关元、气海。艾炷如莲子大，隔姜一片，约至少三壮，多至七壮。关元在脐下一寸半，气海在脐下三寸。

三曰泄大邪

昔人谓南方无真中风，病多是痰、火、气所致，是以近世罕有议解散者。然其间贼风邪气，亦间有之。设遇此等，岂清热、益气、理痰所能愈者。续命诸方，所以不可竟废也。下略。

小续命汤

麻黄	川芎	桂枝	防己
杏仁	黄芩	芍药	附子
甘草	防风	人参	

三化汤

厚朴	枳实	大黄	羌活

肘后方

鸡屎	大豆	防风	

荆芥散

荆芥一味，略炒为末。

华佗愈风散

治妇人产后中风，口噤，手足瘛疭如角弓；或产后血晕，不省人事，四肢强直；或心眼倒筑，吐泻欲死者。亦只此一味，微炒为末，每服三钱，豆淋酒调服，或童子小便服之。口噤则抉齿灌下，药下如神。王贶《指迷方》加当归等分，水煎服。

豆淋酒法

黑豆二升，熬令声绝，酒二升，纳铛中，急搅，以绢滤取清，顿服取汗。

铁按：以上诸方，与现在所见中风症，完全不合。中风热化者多属肝胆上逆症，寒化者多属湿痰或中毒性，其瘀结则神经为病，绝对不是麻黄、桂枝、人参、附子可治之病。余颇致疑于《金匮》方不可用，即是因此。假使有表证而当用麻、桂，有寒证而当用参、附，乃中风兼见之副病，绝不能说小续命汤可以治中风。三化汤用大黄、枳实、厚朴，是因有积可知。羌活虽是风药，不能谓有此一味，即是治风之方。故余于原书絮症，悉数阙之，因此等旧说，无益于事，徒乱人意。且中风之为病，最显著、最多数之病原是饮酒、多内。饮酒则神经可以中毒，多内则生殖腺早衰，以故中风多在五十左右。准此以谈，是此病无有不兼虚弱性者。发汗、攻下之药，可以充佐使之选，断不在主要之列。中风之意义是动作不仁。动作不仁乃神经为病，然则既云是风，便不是麻黄、桂枝、大黄等药可治。且中风之原因多半是虚，即有当用此等药之副症，亦须审慎。

四曰转大气

大气，不息之真气也，不转则息矣。故不特气厥、类中，即真中风邪，亦以转气为先。经云：大气一转，邪气乃散，此之谓也。喻嘉言曰：中风症多挟中气。

八味顺气散（严氏） 凡患中风症者，先服此顺养真气，次进治风药。中风正气虚，痰涎壅盛者，此方主之。严用和曰：内因七情得者，法当调气，不当治风；外因六淫得者，亦当治气后，因所感六气治之。

人参	白术	茯苓	陈皮
青皮	台州乌药	香白芷各一两	甘草半两

上哎咀，每服三钱，水一盏，煎七分，温服。

匀气散（《良方》） 即顺风匀六气。此方即前方去茯苓、陈皮而加天麻、紫苏祛风疏表，沉香、木香降下敛逆，法更周至。

白术一钱	乌药一钱	人参一钱	天麻一钱
沉香	青皮	白芷	木瓜
紫苏	甘草各五分		

上锉作一贴，姜三片，水煎服。

铁按： 以上两方，都平正可用。但尚嫌其近乎国老药，学者倘能明白病理，更能明白药之效用，尽可不必泥定成方。

五曰逐痰涎

或因风而动痰，或因痰而致风，或邪风多附顽痰，或痰病有如风病，是以掉摇、眩晕、倒仆、昏迷等症，风固有之，痰亦能然。要在有表无表、脉浮脉滑为辨耳。风病兼治痰则可，痰病兼治风则不可。

涤痰汤 治中风痰迷心窍，舌强不能言。

制南星	半夏泡七次	枳实麸炒	茯苓各二钱
橘红一钱半	石菖蒲	人参各一钱	竹茹七分

此方功效极缓，王道无近功也。

水煎一钟半，生姜五片，煎八分，食后服。

铁按：此方之有效成分只是胆星、石菖蒲，其余都是副药。凡副药有两种作用，其一对副症而言，如有痰则加二陈，虚则加生草，有外感则加羌、防是也；其二对主药而言，如用生军嫌其峻则用甘草调之，用厚朴嫌其燥则用人参调之是也。明乎此，则古方可以随意加减。又舌本强，语言不便利，仅服南星、菖蒲，不定能取效，加回天丸则其效如神矣。

清心散　治风痰不开。按：此方即喻氏用牛黄丸之意，但牛黄丸方，诸书互有异同，不如此方之简要也。

薄荷　　　　　青黛　　　　　硼砂各二钱　　　牛黄

冰片各三分

上为细末，先以蜜水洗舌后以姜汁擦舌，将药末蜜水调稀，搽舌本上。

铁按：此方甚好，用法亦好。惟牛黄须注意，此物能清心热，然不能去外感。假使是阳明热误用，病者必见精神恍惚。又此物宜于中毒性之病。凡中风而有爪疥、鹅掌者，或皮肤隐黑色、汗出而臭者，皆属中毒性。若见神经瘫之见症，尤其是中毒症，必其病为中毒性而又热化者，然后牛黄是适当之药。

六曰除热风

《内经》之气多从热化，昔人所谓风从火出者是也。是证不可治风，惟宜治热。《内经》云：风淫于内，治以甘凉。《外台》云：中风多从热起，宜先服竹沥汤。河间云：热盛而生风，或热微风甚，即兼治风也；或风微热甚，但治其热，即风亦自消也。

竹沥汤 治热风，心中烦闷，语謇涩。

| 竹沥 | 荆沥各五合 | 生姜汁三合 |

上三味相和，温服三合，水酒调服良。一方竹沥、荆沥、梨汁各二合，陈酱汁半合，相合微煎一二沸，滤清，细细灌入口中。治中风不语，昏沉不识人。一方竹沥五合，人乳汁二合，三年陈酱汁半合，三味相和，分三服。治热风，舌强不得语，心神烦闷。一方竹沥二升，生葛汁一升，生姜汁三合，三味相和，温分三服，日夜各一服。

铁按：荆沥，药店中不备，《本草纲目》谓是黄荆，余对于此，略有疑义，阙之为是。

地黄煎（《千金》） 治风热，心烦闷，及脾胃间热，不下食。

生地汁	枸杞根汁各二升	生姜汁一升	酥三升
荆沥	竹沥各五升	栀子仁	大黄各四两
茯苓六两	天冬	人参各八两	

上先煎地黄等汁成膏，余五物为散，内搅调。每服一匕，日再

渐加至三匕，觉利减之。

铁按：此方甚好。所谓每服一匕者，一方寸匕也。人参之量倍大黄、栀子，十一味药总和之，服一方寸匕，大约大黄得一方寸二十分之一，不过一两分而已，此等处学者最当注意。酥，药店中亦无有，是羊酥，乃羊奶之奶油。何以用此，其义未详，亦当阙疑。

七曰通窍隧

风邪中人，与痰气相搏，闭其经隧，神暴昏，脉绝者，急与苏合、至宝之属以通之，盖惟香药为能达经隧，通神明也。按：合丸集辛香以走窜经络，寒闭者宜之。至宝丹取精灵以直达心脏，热闭者宜之。盖寒从外袭，宜发阳气；热从内陷，宜清透营阴也。

苏合香丸 徐洄溪云：此辟邪祛秽之圣方。

白术	朱砂研	乌犀角屑	青木香
香附	诃子煨，取肉	白檀香各二两	龙脑研，五钱
薰陆香	沉香	丁香	荜茇各二两

安息香另末，无灰酒一升，熬膏　　苏合香油入安息香膏内，各一两

麝香研，七钱半

上为细末，入药研匀，用安息香膏并炼白蜜和剂。每服旋丸如梧桐子大，清晨取井花水，温冷任意，化服四丸，温酒亦得，空心服。

铁按：开关与通窍隧意义略同。尤氏之意，开关指初起时闭证

而言，通窍隧则指半身不遂而言。然半身不遂、肢体不仁都属运动神经为病，并非窍隧不通。读吾讲义者，类能知之，但心知其意，勿泥可也。

至宝丹 方详《准绳》，兹不赘。徐洄溪云：安神定魄必备之方。真神丹也。

八曰灸腧穴

中风卒倒者，邪气暴加，真气反陷，表里气不相通故也。灸之不特散邪，抑以通表里之气。又真气暴虚，阳绝于里，阴阳之气不相维系，药石卒不能救者，亦惟灸法为能通引绝阳之气也。

灸风中腑，手足不遂等症。

百会一穴：在顶中央旋毛中陷可容豆许，系督脉。

发际：是两耳前两穴。

肩髃二穴：在肩端两骨间陷者宛宛中，举臂取之，手阳明大肠经。

曲池二穴：在肘外辅曲肘曲骨中，以手拱胸取之横纹头陷中是，手阳明大肠经。

风市二穴：在膝外两筋间，平立舒下手着腿当中，指头尽处陷者宛宛中，足少阳胆经。

足三里二穴：在膝眼下三寸，胻外廉两筋间，足阳明胃经。

绝骨二穴：在足外踝上三寸，当骨尖前动脉中寻按取之，足少阳胆经，为髓之会，一名悬钟。

灸风中脏，气塞、涎潮、不语、昏危者，下火立效。

百会一穴。

大椎一穴：一名百劳。在项后第一椎上陷中，督脉。

风池二穴：在颞颥后发际陷中，足少阳胆经。

肩井二穴：在肩上陷解中缺盆上，大骨前一寸半，以三指按取之，当其中指下陷者中是，足少阳胆经。

曲池二穴。

间使二穴：在掌后三寸，两筋间陷中，手厥阴心包络经。

足三里二穴。

灸风中脉，口眼歪斜。

听会二穴：在耳前陷中，张口得之，动脉应手，足少阳胆经。

颊车二穴：在耳下二韭叶陷者宛宛中，开口得之，足阳明胃经。

地仓二穴：在侠口吻旁四分，近下有脉微动者是，足阳明胃经。

凡㖞向右者，为左边脉中风而缓也。宜灸左㖞陷中二七壮，艾炷大如麦粒，频频灸之，以取尽风气、口眼正为度。

灸中风卒厥危急等症。

神阙（任脉）用净盐炒干，纳脐中令满，上加厚姜一片盖之，灸百壮，至五百壮，愈多愈妙，姜焦则易之。

丹田（脐下三寸）、气海（脐下一寸五分）。（任脉）

二穴俱连命门，为生气之海，经脉之本，灸之皆有大效。

凡灸法，炷如苍耳大，须结实，其艾又须搓熟，去净灰沙及梗。初得风之时，当依此次第灸之，火下即定。《千金翼》云：愈风之法，火艾特有奇能，针石、汤药皆所不及也。

灸法，头面上炷艾，宜小不宜大，手足上乃可粗也。又须自上而下，不可先灸下后灸上。

赵氏云：口之㖞，灸以地仓；目之邪，灸以承泣（足阳明）。苟不效，则灸人迎（足阳明）。夫气虚风实而为偏，上不得出，下不得泄。其气为风邪所陷，故宜灸，经云陷下则灸之是也。

范子默记崇宁中，凡两中风，始则口眼歪斜，此则涎潮闭塞，左右共灸十二穴得通气。十二穴者，听会、颊车、地仓、百会、肩髃、曲池、风市、足三里、绝骨、发际、大椎、风池也，依而用之，无不立效。

罗谦甫云：凡治风，莫如续命汤之类。然此可以扶持疾病，要收全功，必须艾火为良。

铁按：人身血行于脉中，卫行于脉外。卫为气，通常与血对待言之，实即血中取出之热力。若言经气，即是将两者合并言之。而经气两字，又该淋巴言之。卫出于血，淋巴亦出于血。血行脉中者，谓血行微丝血管之中也。卫行脉外者，谓热力卫一身之外层，所谓太阳者是也。言三焦、溪谷都是指淋巴。淋巴所行之处，为皮里膜外肤腠之间，溪谷之会，筋肉之分。此三者，在躯体之中，皆运行不息，与外界冷暖燥湿、潮汐之涨落、月魄之盈亏、时序节候之转变，息息相通。太过则病，不及则病，不通则病，上下四方不平衡则病。针灸艾火之所以能治病之理，即是治此三物，不通者使之通，不平衡者使之平衡，有余不足亦能治之。例如，下脱者，艾火可以升之举之；上燔者，针灸可以引火归源。所谓不平衡者，例如上盛下虚，身半以上充血，身半以下贫血；又如皮肤湿疮，水分浸淫于外，其内部则枯燥等是也。古云：从阴引阳，从左取右；病在上者，取之于下，在下，取之于上；陷者举之，高者抑之，塞者通之，中满者泄之。此其大略也。惟针灸之道，虽微妙而奇难，传者久失古意。若照《针经》《针灸大全》等书治病，等于对谱着棋，无有不失败者。本书本节所言，虽录原文，不过存其旧时面目，其实无多用处。

亡阳汗脱，灸关元、气海神效。肺气上壅，灸关元亦效。此则为余经验所得者。凡灸，热力入里，甚于附子、干姜。故凡见阴虚症象，唇舌从热化者，都在当禁之列。

以上八法，不过约言治要耳。而风气善行数变，症状不一，兹更备举诸风条列如下。学者习而通焉，则思过半矣。

拟五脏中风分治之方

（新定）肾风苁蓉丸

苁蓉	牛膝	熟地	黑豆
防风	石斛	虎骨	当归
山药	独活各七钱半		

蜜丸梧子大，每百丸，空腹食前酒下。

（新定）肺风人参汤

人参一两	桔梗五钱	麻黄八钱	杏仁廿一粒
羚羊角三钱	白鲜皮三钱	防风一两	石膏七钱
甘草五钱			

上为散，每服三钱，水煎，去滓，温服。

（新定）脾风白术汤

白术	白茯苓	防风	防己各七钱五分
人参	甘草各五钱	白芍	附子
麻黄	苡仁各二两		

上锉如麻豆大，每服三钱。水煎，入生姜汁半分，同煎取七分，去滓，服无时，日三。

（新定）心风犀角丸

人参二两　　　犀角一两　　　远志　　　　生地黄

天冬各五钱　　石菖蒲五钱　　赤箭五钱　　紫石英五钱

防风七钱　　　茯苓三两　　　细辛三钱　　龙脑

麝香各一钱　　丹砂一两，即辰砂

上为末，蜜丸，鸡豆大，每服一丸，温酒下，无时。

（新定）肝风天麻散

天麻二两　　　川芎一两　　　人参一两　　　犀角七钱

乌蛇三寸　　　柏子仁　　　　酸枣仁　　　　钩藤各一两半

甘菊一两　　　羚羊角一两五钱

上为散，豆淋酒下一钱匕，渐加至二钱匕，日三夜一。

铁按：本节言五脏之风，而无其症状。读者用讲义中已读之知识，再观其方药之主要，亦可以得其大概。惟无絜症，总不便于初学，兹特以意补之。又病候有不可知者，药物有不中用者，都不可不知，今为说明如下。

一、肾风。中风之为病，本是属肾，但观此病之大多数发作，必在五十左右，是即肾腺萎缩，内分泌不充，然后有中风之病。可知凡中风，都是肾虚。凡初中时遗溺不自禁者，肾气虚竭故也。腰腿酸者，肾虚症也。颜额黑者，肾脏寒也。气上壅，喘不能自还者，肾不纳气，不能与肺协调也。自汗、盗汗见寒化症象者，肾寒也。病者未至五十发白者，肾腺衰也。眸子之边，为眼白所掩，黑珠四周，形一白圈，此名老人圈。凡有此者，则肾脏亏，肾水枯也。汗出多者，有脱绝之虞，喘息急者亦然，都不可治。苁蓉丸方甚和平，可用。

二、肺风。凡所谓肺风，古人常以喘咳为标准。旧医常谓不咳不是肺风，其实不然。盖多不咳嗽之肺病，且中风为病，本来咳嗽者，猝然患中风，便不能咳，故不能以咳为肺风标准。凡面色苍白无血色，呼吸窒，气管中多痰声，病在肺也。手臂酸，手指胀，面白唇红，目光无神而喘者，病在肺也。两肩促，头前倾，背微驼者，病在肺肾也。久咳吐血，病在肺也。凡以上所谓病属肺者，皆属虚证。第二方人参汤中之麻黄不适用，桔梗亦不适用，开肺太过也。凡麻黄、桔梗可以医肺为风束之实证，而中风之兼属肺证者，无有不属虚，是则必须纠正者。又本方中羚羊角不可用，亦须注意。

三、脾风。脾风者，为湿化之证也。肠部少弹力，神经迟缓而涎多，舌本强，目连搭者，是其候也。此有两种，其一是平素体肥痰多，其二是中毒性。向有伏湿，血分不清楚，现在所见者，多半属后一种。大约古人所见者，都属前一种。凡病人有爪疥、鹅掌、鼻渊、黄带诸症者，是中毒性。白术汤仅能治前一种病，方中麻黄尚需斟酌。

四、心风。心者，君主之官，神明出焉。就解剖讲，不可通；验之事实，却甚真确。中风为病，神志不清楚者，都可谓之心风。

观本节之犀角丸，是犀角地黄汤加减，则可知本书所谓心风，乃病之从热化者。其舌质必绛，血液必干，否则犀角、地黄恐不适用。方中远志、菖蒲是手少阴引经药，然远志当慎。此方和丸，仅服芡实大一丸，颇嫌太轻。

五、肝风。凡言肝，皆挟胆病。肝从风化，则眴动不仁；胆从火化，则热而上逆，此为中风病之常轨。本方用犀、羚、乌蛇，亦治中风正式主要药方。惟读者须注意，服散只能服全方药量总和数之一钱匕。一钱匕者，用一五铢钱抄散不落为度。

第二期

中风失音不语

失音者，语无声音，盖即喑也。夫喉咙者，气之所上下也。会厌者，声音之门户也。其气宣通，则声音无所阻碍。若风邪搏于会厌，则气道不宣，故令人失音。其邪气入脏者，则并不能言语也。《外台》云：肝风，其口不能言；脾风，声不出，或上下手。又云：脾之脉挟喉连舌本，心之别脉系舌本。今心脾脏受风邪，故舌强不得语也。河间云：内夺而厥，谓肾脉虚弱，其气厥不至舌下，则音喑不能言，足废不能用，经名喑痱，地黄饮子主之。比而论之，失音者，语言如故而声音不出，为脏之虚也；舌强不能语，虽语而謇涩不清，痰涎风气之所为也。不语者，绝无语言，非神昏不知人，即脏气厥不至舌下，要须分别治之。

河间地黄饮子

| 熟地黄 | 巴戟去心 | 石斛 | 山茱萸 |

苁蓉_{酒浸,焙}　　附子_泡　　五味子　　肉桂

麦冬　　　　　白茯苓　　石菖蒲　　远志_{去心,各等分}

上为末，每服三钱，水一盏半，生姜五片，枣一枚，薄荷七叶，同煎至八分，服无时。

铁按：上所言不尽可靠，中风不能言，大份关系头脑。"宣通其气""邪风中于会厌"，此等说法都不妥当。然年来仔细考察，觉生理学所言，亦有未尽。中风之不能言，类别之有如下种种。

（一）无语言能，此种是神经瘫。知识既不清楚，舌咽运动神经复不灵活，故不能语。此种是中毒性，多见于未传者，无法治。

（二）猝然中风，口眼㖞，神志昏迷，不能言。用药治之，险象减少，神志清楚，却仍旧不能言。余所治此等病，有二三个月然后能言者，亦有二三星期即能言者。此种多见于初期，大约是三叉神经分支麻痹之故（三叉神经是何种神经，详《惊风详说》）。所以初起不能言，病势渐渐减退。其神经之钝麻者，得以渐恢复，遂即能言也。

（三）有神志清楚，行动如常，却不能发话。前年曾诊如此者一人，病者为三十许女子，其夫有潜伏性梅毒，其病初起是中风，其后中风已愈，三四年不能言，其神志极清楚，神气亦好，惜其人不知书，否则虽不能言，必能作笔谈。曾来治十余次，予风药、补药，精神、饭量都较好，而不能言如故。此其病之癥结也，必在头脑。

但何以有此特殊症状，则不能言其故。

此外尚有不能发言者多种，或者属痰，或因中毒，多半舌本强，语言不清，并非绝对不能言。治风、治痰、治湿，用之得当，都可取效。故西说有是处，亦不定全是；中国旧说十之九是杜撰，不可通，然中风之证，调其脏气竟能取效，亦绝对不是治头脑可以济事者。

凡猝中，初起见种种险状，如眼㖞、口张、舌缩不能言、遗溺诸症，虽极险恶，其实并不危险。由此种症状前进，有各样均见差减，脉缓和有胃气者，是渐转佳境。此由医治得法，脏气渐缓之故。虽不能言，逐渐调理，必然日有起色。有初起猝中，三数日后则目光转枯，脉无胃气，四肢或一肢自动，如此者，是转入险恶境界。此由于医治不得法，其病由浅入深。凡见一侧肢动摇者，绝对无治法，不出一候必死。

《宝鉴》茯神散

茯神心一两，炒　薄荷二两，焙　　蝎梢去毒，五钱

上为末，每服一二钱，温酒调下。此治风气挟痰不语之剂。

口眼㖞斜

足阳明脉循颊车，手太阳脉循颈上颊，二经俱受风寒，筋急引

颊，令人口喎僻，目不能正视。又云：风入耳中，亦令口喎，缘坐卧处对耳有窍，为风所中，筋牵过一边，连眼皆紧，睡着一眼不合者是也。

《外台》治中风，面目相引，口喎，牙车急，及舌不得转方。

独活_{三两}　　　竹沥　　　　　　生地黄汁_{各一升}

三味合煎，取一升顿服之，即愈。徐云祛风舒经活血。

铁按：以上各方，都可选用。

偏　风

偏风者，风邪偏客身之一边也，其状或左或右，手不能举，足不能履。《内经》所谓风邪之气，各入其门户，所中则为偏风是也。亦有阴阳偏废，左右不相贯通，或凝痰、死血壅塞经络者，其状与偏风等也。盖左右者，阴阳之道路，不可偏也，偏则阴阳倾而隔矣。经络者，血气所流注，不可塞也，塞则气血壅而废矣。和则利阴阳，流瀹经络，治内伤之道也；大药攻邪，针熨取汗，治外感之道也。

甄权防风汤　疗偏风。此方扶正达邪，兼治六淫，用宜随证加减。

| 防风_{一两} | 羌活_{二两} | 川芎_{一两} | 白芷_{一两} |
| 葛根_{二两} | 杏仁_{二两} | 白术_{一两} | 人参_{二两} |

牛膝一两　　　狗脊一两　　　萆薢一两　　　薏仁二两

麻黄四两　　　石膏二两　　　桂心二两　　　生姜五两

水一斗二升，煮取三升，分三服。服一剂觉好，更进一剂。灸风池、肩髃、曲池、支沟、五枢、阳陵泉、巨墟、下廉，合七穴，一度灸之即瘥。

铁按：中风之病，原理既明（读过《惊风详说》讲义之后，此一类病理，当比较明白）。以上所录药物，足敷应用，余都径略。欲求深造，当须博考群书，是在学者自己。

又有无故而口眼㖞斜者，余曾值此种病多次，仔细考察，仅面肌神经一侧紧张，其余都无病症，此种不可谓之中风。故古法只用鳝血黏头发牵引，或用蓖麻子摩擦其紧张之一侧，其病即能自愈，不必多服风药。

历节痛风

历节风者，血气衰弱，风寒袭入关节，不得流通，真邪相攻，所历之节，悉皆疼痛，故谓历节风也。病甚则使人短气，自汗，头眩欲吐，肢节挛曲，不可屈伸。亦有热毒流入四肢者，不可不知。

历节肿痛，的是湿病，由饮酒当风，或许出入水所致，经云湿流关节是也。挟寒者，其痛如掣；挟风者，黄汗自出，其遍身走痒，彻骨疼痛，昼静夜剧，发如虫啮者，谓之白虎历节。

铁按：此即西人所谓关节炎，其病灶在肌肉之分、溪谷之会，所谓三焦者是也。其所以致痛之原因，是血中老废成分不得外达之故。若波及两骨三关节面者，即屈伸不利，而其病较剧。所谓白虎历节，当是中毒性。现在因有西医，复有流行治梅毒之药，故此等病都成变相病症，与古书所说吻合者甚少。

没药散

没药研，半两　　虎胫骨酥炙，三两

二味捣末，每服二钱，温酒调下，日三。

白头翁酒　治诸风攻痛，四肢百节。

白头翁草一握，捣以醇酒投之

顿服。

白花蛇散　此方专于祛风。

白花蛇酒浸去皮骨，二两　　　　何首乌去黑皮　　蔓荆实

牛膝酒浸，各四两　　威灵仙　　荆芥穗　　　旋覆花各二两

上七味，为散。每服，空心温酒调下一钱至二钱。

抵圣散

虎胫骨不计多少，打破，酒浸，蘸酒旋炙，令黄脆为度

上一味为散，每服半钱，入薄荷末一钱，人参末半钱，煎乳香，酒调下。《仁斋》云：虎骨酥炙黄，槌碎如米，每骨一升，以酒三

升，浸五日，空心服一盏，冷则暖之。

麝香丸 治白虎历节，诸风疼痛，游走无定，状如虫啮，昼静夜剧，及一切手足不测疼痛。

全蝎三十个，生用　　　　黑豆二十一粒，生用

地龙去土，五钱，生用　　　大川乌八角者三个，生用

上为细末，入麝香半字（约三分），同研匀，糯米饮糊丸，如绿豆大。每服七丸，甚者十丸，夜卧令膈空，温酒下，微出冷汗一身便瘥。

许叔微云：予得此方，凡是历节及不测疼痛，一二服便瘥。在歙州日，有一贵家妇人，遍身走注疼痛，至夜则发如虫啮其肌，多作鬼邪治。予曰：此正历节痛，三服愈。

铁按： 定痛诸方，以《本事》麝香丸为最有效。盖中毒性病症，必使病毒有出路，方是正当治法。此方与蠲痛小活络丹药味相同。此丹药肆中有现成者可购，余尝用以治一男子痛风。方中本云：小活络丹半粒药化服，乃其家可调护者，用一粒悉入药中。药后至夜半，发热汗出，肘臂、胸膺，凡关节之处，肌肉之会，发出红紫色痤痹甚多。其人大惊，以为是药误，黎明即急足延余，候其色脉甚平衡，神气极清楚。解衣视之，所发之物如黑桑椹。余乃贺之曰：从此免除大病矣。予调理药，霍然而起，是因毒得出故也。其余痛风，用此方效者，不胜屡指。

又本书尚有大枣汤一方，附子、麻黄、黄芪同用，颇未达其意。又有犀角汤一方，犀角、羚羊角、大黄并用。鄙意以为此等药方，甚不平正，既未能洞明其意，当在未达不当之列，不宜谬然学步。故两方删而不录，一孔之见如此，不必便是定论，读者酌之可也。

鹤膝风

蚱蜢丸

蚱蜢一条，头尾全者		白附子	阿魏
桂心	白芷各一两	乳香三分	当归
芍药	北漏芦	威灵仙	地骨皮
牛膝	羌活	安息香	
桃仁各一两，生，同安息香研		没药三分	

蚱蜢即全蝎也，气味甘、辛、平，有毒，主诸风、瘾疹及中风半身不遂、口眼㖞斜、语涩、手足抽掣。

上十六味，蚱蜢、桃仁、白附、阿魏、桂心、白芷、安息香、乳香、没药九味，同童子小便并酒二升，炒熟，冷后入余药为丸，蜜丸如弹子大，空心温酒化下一丸。

铁按：此方只能做丸，每服只能一粒。方中阿魏一味，消瘀祛积，力量奇雄，不是煎剂材料。威灵仙引药下行，略如牛膝，力量过之，其药位亦在腰膝部，与牛膝同，但误用之，流弊甚大，故寻常煎剂，敬而远之为是。

鹤膝风是虚证，其部位是肾之领域，此痛之症状，膝骨放大。鄙意腿胫骨节骱之关节面骨衣必有损坏，然后见此症。其病与骨劳症相类似，初起时酸痛无力，腿鱼肉松即是渐削症象，当此之时，急用峻补之剂，内外并治，有可愈者。内治宜大补剂，寻常补药之外，如故纸、巴戟、苁蓉、附子等，都可酌用。外治用五圣散，极效。若大肉既削，膝骨放大之后，虽能保留生命，复原则为难关；如其兼有中毒性者，不可治。

风　缓

风缓即摊缓，其候四肢不举，筋脉关节无力，不可收摄者，谓之摊；其四肢虽能举动，而肢节缓弱，凭物不能运用者谓之缓。或以左为摊，右为缓，则非也。但以左得之病在左，右得之病在右耳。推其所自，皆由气血虚耗，肝肾经虚，阴阳偏废而得之；或有始因他病，服吐下之药过度，亦使真气内伤，营卫失守，一身无所禀养而然也。（《圣济》）

风缓者，风邪深入而手足为之弛缓也。夫脾主肌肉四肢，胃为水谷之海，所以流布水谷之气，周养一身。脾胃既虚，肢体失其所养，于是风邪袭虚，由腠理而入肌肉，由肌肉而入脾胃，安得不为之缓废乎？又人之一身，筋骨为壮，肝主筋，肾主骨，肝肾气虚，风邪袭之，亦有肢体缓弱之症，是当先祛风而后益之。(《仁斋》)

天麻浸酒方 治瘫缓风，不计深浅，久在床枕。

天麻	龙骨	虎骨	骨碎补
乌蛇酒浸，去皮骨	白花蛇酒浸，去皮骨	羌活	独活
恶实根	牛膝各半两	松节锉	当归
川芎	败龟板酥炙	干熟地黄	茄根
附子一枚，炮，去皮脐		火麻仁	

原蚕砂炒，各一两

共十九味，㕮咀如麻豆大，用酒二斗浸，密封，春夏三日，秋冬七日。每服一盏，不拘时温服。此和营散邪之法，是寓补于攻也。

四斤丸 治风寒湿毒与气血相搏，筋骨缓弱，四肢酸痛痒痹。

宣木瓜去瓤，切，焙 天麻 牛膝焙 苁蓉洗，切，焙

上四味，各一斤，用好酒浸，春秋五日，夏三日，冬十日，取出焙干，为末；外用熟附子、虎骨（酥炙）各二两为末，用浸药酒，面糊丸，桐子大。每服三四十丸，食前温酒或豆淋酒下。

一方加当归三两，乳香、没药、五灵脂各半两，麝香一钱，名大四斤丸。

又《三因》加减四斤丸，去天麻，加鹿茸、熟地、五味子、菟

丝子等分为末，炼蜜丸。

铁按：风缓之症，就予所见者言之，与本书所说者颇有出入。此病有急性者，属惊风一类，即前此讲义所谓柔痉。余曾治一人，其头颈骨完全无力，仰则后脑着背，俯则下颌着胸，余用仲景大建中汤小剂，九剂而愈，附子八分，川椒二分（此案是十年前事，现在讲义中不录，故附识于此）。有慢性的，脉弛缓异常，眠食无恙，神志亦无恙，而不能动。此种，男子是肾病，女子是子宫病。余曾治一人，用补剂及种种富有刺激性之药品，都不效，后用乳没药、川椒入鸡蛋壳中，与母鸡伏一星期，取出，加木瓜、天麻、虎骨、苁蓉、牛膝，药后手脚均抽搐，但病人感畅适。每服药一次，必抽搐一次。连服十余日，其病霍然而除。当时所用分量，已不记忆。又有中毒性而见神经弛缓者，凡中风两目连搭，无语言能力者，都不属此种。小孩惊风有先天性梅毒者，结果亦往往见神经瘫。准此以谈，风缓二字，不能用为病名。《圣济总录》亦以风缓另列一类，其弊与本书同，是当纠正，以故本篇仅录数方，聊备一格，其余都从删节。

风瘙痒

风瘙痒者，表虚卫气不足，风邪束之，血脉留滞，中外鼓作，变而生热，热即瘙痒。久不瘥，淫邪散溢，搔之则成疮也。

防风汤淋洗方

防风　　　　　苦参　　　　　益母草_{各三两}　　白蒺藜_{五两，炒}

荆芥穗　　　　蔓荆子　　　　枳壳_{各二两}

每用三两，水一斗，煎至八升，乘热淋洗患处。

松叶酒方

松叶_{一斤}

酒一斗，煮三升，日夜服，出汗。

胡麻散　治脾肺风毒，次治皮肤瘙痒，手足生疮，及遍身痦癗，发赤黑靥，肌热疼痛。

胡麻_{炒令香、熟}　枳壳_{各二两}　　防风　　　　蔓荆子

威灵仙　　　　苦参　　　　　川芎　　　　荆芥穗

何首乌_{米泔浸透，去黑皮，炒干}　甘草_{炙，各一两}　薄荷_{半两}

上为散，每服二钱，温酒下，或炼蜜丸橘籽大。每服三十丸。

洗方　忠永堂松年大伯常用此方治遍身痦痦癗作痒，以之浴身后，先父用之无不效。

豨莶草_{一握}　蛇床子_{五钱}　苍耳子_{一两}　防风_{五钱}

紫背浮萍_{半碗}

煎汤，熏洗数次。无不愈者。

铁按：风瘙痒，固有此名，其实即是风湿，详风湿所以能见于

皮肤，乃体工自然之救济。其病之来源，由于厚味饮酒者，其病毒由胃肠入血分，由血分传腺体，达三焦；其由于房室中毒者，直接从腺体入各组织，一部分随淋巴入三焦，达肌腠。其发作与气候相应，其病状则有种种不同。风瘟痒其最轻者，以能外达为佳。正当治法当顺生理之自然，助之外达。一面用内服药，正本清源，则有效而无流弊。若外治逼之向里，便是庸手，且流弊甚大，癣疥之疾，可以成心腹大患。故诸外治方，都不宜尝试。此种病，当是湿症一类，不是风症一类。

诸湿统论

湿气不一，有天之湿，雾露雨是也。天本平气，故先中表之营卫。有地之湿，水源是也。地本平形，故先伤皮肉、筋骨、血脉。有饮食之湿，酒水、乳酪之类是也，伤于脾胃。有汗液之湿，汗液亦气也，由感于外。有人气之湿，太阴湿土之所化也，乃动于中。天之湿汗之；地之湿渗之；饮食之湿，在上吐之，在中夺之，在下者引而竭之；汗液之湿，亦以汗取之；人气之湿，属太阴所化，在气交之分。土兼四气，寒热温凉，升降浮沉，备在其中，当分上下中外而治，以兼化四气，淫佚上下中外，无处不到也。大率在上则病头重、胸满、呕吐，在外则身重、肿胀，在下则足胫胕肿，在中则腹胀、中满、痞塞，其所用药亦兼寒热温凉以为佐使而治之。

湿之为病，有自外入者，有自内生者，必审其方土之病本。东南地下，多阴雨地湿，凡受必从外入，多自下起，是以重腿脚气者，多治当汗散，久者宜疏通渗泄。西北地高，人食生冷湿面，或饮酒后寒气拂郁，湿不能越，或腹皮胀疼，甚则中满水蛊，或通身浮肿如泥，按之不起，此皆自内而生者也。审其元气多少，而通利其二便，责其根在内者也。然方土内外，亦互相有之，但多少不同，须对症施治，不可执一也。中湿与风寒气合者为痹，其寒多者为痛，为浮肿，非求附、桂不能去也；其风多者为烦剧，为流走，非麻黄、薏苡、乌头不能散也；其湿多者为坚满，为气闭，非甘遂、葶苈、枳、术不能泄也。

铁按：此段讲义论甚旧，却是甚好。假使不明白生理之形能、疾病之形能，虽熟读此书，必不能应用。我国旧医以授受为贵。凡号称儒医者，文理虽佳，动笔辄杀人，即是读此等书不能彻底明了之故。今函授诸同学，已尽前一年讲义，则生理形能，病理形能，都已有过半明白，倘能将类此之旧说熟读潜说，于治病必有神悟。所有旧书都是至宝，可以化腐朽为神奇，西方新医学，不足与之抗行也。

散湿之剂

铁按：湿为阴邪，凡阳虚病湿者，仅用散法而不兼扶阳则阳益虚而湿不去。仲景圣桂枝附子汤之方宜取法焉。

麻黄加术汤 《金匮》云：湿家，身烦疼，可予麻黄加术汤，发其汗为宜，慎不可以火攻之。

麻黄三两，去节　桂枝一两，去皮　甘草一两，炙　　白术四两

杏仁七十枚，去皮尖

水九升，先煮麻黄，减二升，去上沫，纳诸药，煮取二升半，去滓，温服八合，覆取微汗。张石顽云：术宜生用，若经炒焙，但有健脾之能，而无祛湿之力矣。

铁按：此治寒湿在表之剂也。寒固当汗，而湿在表者亦非汗不解，故以麻黄发汗，以白术除湿。取微汗者，汗大出湿反不去也。

麻黄杏仁薏苡甘草汤　治风湿一身尽疼，发热日晡所剧。此病伤于汗出当风或久伤取冷所致也，方详《金匮》，兹不赘。

羌活胜湿汤（东垣）　治湿气在表，脉浮，身虚不能转侧，自汗或额上多汗，此为风湿。

羌活　　　　独活各一两　　川芎　　　　藁本

防风　　　　炙草各五分　　蔓荆子三分

如腰痛中冷沉沉然者，有寒湿也，加酒洗汉防己、附子各五分。

铁按：此治风湿在腠理及关节之剂矣。吴鹤皋云：无窍不入，惟风药为能，故凡关节之疾病，非羌、独活等不能效也。

渗湿之剂

五苓散 通治诸湿肿满，呕逆，泄泻，痰饮，湿疮，身痛，身重。此方用辛甘淡药利水为主，而白术扶土为辅；下方以苦辛甘药燠土为主，而以茯苓渗湿为辅。同一温利，而邪之轻重、体之虚实，在用者宜审之。

猪苓　　　　茯苓　　　　白术　　　　泽泻

桂枝

上为末。每服三钱，服后多饮热水，汗出愈。

肾着汤（《三因》） 治伤湿身重，腰冷，如坐水中。

干姜炮　　　　茯苓各四两　　　　甘草炙　　　　白术生用，各二两

上每服四钱，水一盏，煎七分，空心温服。以上温补之剂，湿兼寒者宜之。

铁按：麻黄加术汤，麻黄汤加术也，必先有麻黄证，兼见湿症。所谓湿，不但是痛，其自觉症四肢必重。用麻、桂，病从寒化，无汗者宜之。麻杏苡甘汤，无汗湿胜，不从寒化之病宜之。羌

153

活胜湿汤，风湿并胜，头痛、鼻塞、骨节痛、身重而恶风者宜之。五苓散之标准，在渴而小便不利。肾著汤，寒湿入肠者宜之，其标准全在身重腰冷。重属寒，冷则为寒湿，腰重而冷则为肾脏寒湿。麻黄加术属太阳经，麻杏薏甘属脾，羌活胜湿属胃，五苓散属膀胱，肾着属肾脏。此五方专治六淫之湿，所谓天之气也。其干姜、麻、桂用法标准不可误，此外随副症增减药品，可以意消息。

第三期

清热渗湿汤

黄柏_{盐水炒，二钱}　　　黄连　　　　　　茯苓　　　　　　泽泻_{各一钱}

苍术　　　　　　　白术_{各一钱半}　　甘草_{五分}

上七味，水二钟，煎至八分服。温利之剂，主以辛，辛以散寒也。清渗之剂主以苦，苦以清热也。此清渗之剂，湿而热者宜之。

下湿之剂

湿甚则积而为水，渗利之法不足以去之，此下湿之剂是决水法也，当参看水气门。

铁按：此方亦是散，只能服总和数之一二钱。

舟车神佑丸　治水肿、水胀，形气俱实者。

甘遂　　　　　　芫花　　　　　大戟_{各一两，并醋炒}　　大黄_{二两，酒浸}

青皮　　　　　　陈皮　　　　　木香　　　　　　槟榔_{各半两}

黑牵牛头末_{四两}　轻粉_{一钱}　　取虫加芜荑_{半两}

上为末，水丸，空心服。

铁按：此是治水肿之药，他种病不得通用。凡水肿，其瘕结是皮下聚水，头面、手足、胸背、腹部无一不肿。胸腕背部都平，无骨可见，用指按之，其肌肉随手下陷成拗堂，其手腕之肌肤及脚背均作灰褐色，头颈一侧有动脉跳动者，是其候也。古方开鬼门（即是发汗），洁净府（即是利小便），都不甚有效。惟用十枣汤或舟车神佑丸有效。得药之后，水从大便出，连下二三次，其肿即渐消。此与西医放水不同，放水一二日后，必定再肿，用十枣或神佑丸则不再肿。吾尝谓放水是将错就错，用药下之从大便出是拨乱反正，此语殆不远事实。甘遂、芫花、大戟为有效成分，其力量至雄，认症苟不清楚，误投祸不旋踵。凡用此方，宜用散，最好用枣肉和丸，至多不过半钱匙，不知再加，此言药量。凡水肿之病，用甘遂、芫花、大戟，最好在初期，并无危险，若在三四日之后便须注意色脉。脉洪大异常者不可服，脉溢出寸口者不可服，气喘、目光无神者不可服。因此等都是败象，其病当死，服之无益也。此言服药之病候。凡水肿之病，忌盐；凡用甘遂、芫花、大戟，忌甘草，都不可不知。此言药之禁忌。

青木香（方见疝症）

补骨脂炒　荜澄茄各四两　木香二两　黑丑二十两，炒香，取十二两

槟榔用酸粟米饭裹湿纸包，火中煨令纸焦，去饭用，四两

上为末，水丸绿豆大，每服三十丸。

上下分消之剂

除湿汤（《百一》） 治伤湿，发热恶寒，身重自汗，骨节疼痛，小便闭，大便溏，脚痹冷。皆因坐卧卑湿，或冒雨露，或着湿衣所致。

生白术　　　藿香叶　　　橘红　　　　白茯苓_{各一两}

炙甘草_{七钱}　半夏曲_炒　厚朴_{姜制}　苍术_{米泔浸，炒，各二两}

上㕮咀，每服四钱，姜七片，枣一枚，水煎，食前服。此方合平胃、二陈加藿香、姜、枣。

升阳除湿汤　治伤湿肿泻，肠鸣，腹痛。

升麻　　　　柴胡　　　　羌活　　　　防风

半夏　　　　益智仁　　　神曲　　　　泽泻_{各五分}

麦芽曲　　　陈皮　　　　猪苓　　　　甘草_{各三分}

苍术_{一钱}

上作一服，生姜三片，枣二枚，水煎，去滓，空心服。

东垣云：虽有治湿必利小便之说，若湿从外来而入里，用渗利之剂以除之，是降之又降，重竭其阳而复益其阴也。故用升阳风药即瘥。大法云：湿淫所胜，必助风以平之也。愚谓湿病用风药者，是助升浮之气，以行沉滞之湿，非以风胜之之谓也。又湿在上在表者，多挟风气，非汗不能去也。荆、防、羌、麻祛风之品，岂能行湿之事哉！

铁按：凡湿邪中于肌表，发热、头重、四肢重、不能转侧，是属六淫为病，可以说是天之气。凡脚气，湿从下受，病多得之处于湿地；水肿之病，多半从脚气转属。凡如此者，可以说是地之气。若饮酒房室，或冒雨，或伏湿因而病湿者，都属人事之不减。如此分法，与本书篇首湿邪总论之意思相合，亦复头头是道，不能混淆。又升阳除湿汤，凡清邪中上，头重、目眶痛、背拘急等症候宜之；若脚气，当抑之下行，不可升；又湿温得柴胡往往泄泻，都不相宜。

膈噎、反胃统论

膈，隔也。饮食入咽，不得辄下，噎塞膈中，如有阻隔之者，故名曰膈噎。又其病正在膈间，食不得下，气反上逆，随复吐出，故又名隔气。反胃者，饮食入胃，全无阻隔，过一二时辄复吐出，有反还之意，故曰反胃。甚者朝食暮吐，暮食朝吐，有翻倾之义，故亦名翻胃；不似噎膈之噎，然后吐，不噎则不吐也。

膈噎之病，有虚有实，实者或痰、或血附着胃脘，与气相搏，翳膜外裹，或复吐出，膈气暂宽，旋复如初；虚者津枯不泽，气少不充，胃脘干瘪，食涩不下。虚则润气，实则疏瀹，不可不辨也。

饮食下咽，不得入胃为噎；食不下通，气反上逆为塞。东垣有谓：阳气不得出者为塞，阴气不得降者为噎。岂非谓食入从阴，而气出从阳耶！其文则深，其旨反晦。至谓先用阳药治本，后用诸寒泻标，吾不知其何所谓矣？

子和论膈噎，累累数百言，谓之阳结热，前后闷涩，下既不通，必反上行，所以噎，食不下。夫膈噎，胃病也。始先未必燥结，久之乃有大便秘少，若羊矢之症。此因胃中津气上逆，不得下行而然。凡胃病及肠，非肠病及胃也。又因河间三乙承气之治，谓膈噎之病，惟宜用下，结散阳消，其疾自愈。夫脘膈之病，岂下可去？虽仲景有大黄甘草，东垣有通幽润肠等法，为便秘、呕吐者立，然自是食入辄吐之治，非所论于食噎不下也。独其所谓慎勿顿攻，宜先润养，小着汤丸，累累加用，关扃自透。或用苦酸微涌膈涎，因而治下，兹势易行，设或不行，蜜盐下导，始终勾引两药相通者，其言甚善。盖痰血在脘，不行不愈。而药过病所，反伤真气，非徒无益矣。故以小丸累加，适至病所，无过不及。以平为期，则治噎之道也，但须审是痰、是血而行之耳。

铁按： 此即现在所谓胃病，古人定名有可商之处，说理尤其与事实不相吻合。医者值此等病，既不能洞见癥结，遂不免用套方应酬，于是胃病用中药得愈者寡矣。余于此病，阅历亦极有限，今就其所已知者论列如下。西国论以病灶定病名，其论胃病，又多酸症、扩张症、溃疡症、急性胃炎、慢性胃炎，此其所说是胃病，亦是胃病，对于定名，无复问题。若中国医术则不然，例如呕酸而痛是肝胃证；胃阴枯竭，食不得入，是虚弱症。他如隔食呕痰，则与痰饮相滥；朝食暮吐则其原理不明。又有胃部炎肿窒塞，因而手脚、头面发肿者，则入之食肿门。有一种胃壁受伤，炎肿而痛，痛而发呕，旧医书大都不详其病状，但以噎膈两字括之。又热病胃部窒塞，肝糖不得下行，口中发甜，则谓之湿。医者于此种病，常用平胃散敷衍，因而坏事者十九，此其所以然之故。中国治病，其重要方法不出形能两字，关涉太多，遂不能划然分界。又因有多数病症原理不明，故说法亦无可取，治法亦颇难于成立，颇思以余经验所得，重新为之条理。惜乎余所得者，亦甚有限，不足自成一笔，故迄今尚病未能。现在就本书所言者，仍其次序，随处为之说明，不知者阙之。此可谓补苴罅漏，暂时苟安而已。

痰 膈

痰膈，因七情伤于脾胃，郁而生痰，痰与气搏，升而不降，遂成噎膈。其病令人胸膈痞闷，饮食辄噎，不得下，入胃中必反上逆而呕，与痰俱出。治法宜调阴阳，化痰下气。阴阳平均. 气顺痰下，病斯已矣。

《和剂》四七汤　治喜、怒、忧、思、悲、恐、惊之气结成痰涎，状如破絮；或如梅核，在咽喉之间，咯不出，咽不下，此七情所为也。中脘痞闷，气不舒快，或痰饮呕逆，恶心，并皆治之。

半夏制，二钱　　茯苓一钱六分　　紫苏叶八分　　厚朴姜制，一钱二分

水一盏，生姜七片，红枣二枚，煎至八分，不拘时服。

铁按：半夏之主要功用是化痰，仲景大半夏汤用以治呕。其所以能止呕之故，亦即因其能化痰之故。此事颇不易说明，多半涉及医化学。余于医化学无多知识，不敢强作解人，仅能就物理方面说明，颇苦言之不能详。然有说胜于无说，故仍不自藏拙也。凡脾胃病多半是治痰，必先明白痰之变化，然后可以明白药之效力。详痰之为物，即是水。躯体中水分皆属之淋巴，淋巴能调节静脉中之血，故其路径是半循环，能津润各组织，普及于躯体各部，溪谷之会，肤腠之间，则为三焦中之荣气，又供给各腺体制造之用。腺体之制造，随地而异。其在肾冠腺所造者，关系健康，则为内分泌；其在生殖腺，关系生殖，则为精液；其在消化系，如胃酸，如胆汁，皆是腺体吸收淋巴制成之液体。其在气管壁膜之下，亦有小腺制造黏液，其作用是保护气管，调节其与外界相接触；其在食管壁之下亦有小腺体制造黏液，其作用是使食道滑泽，食物入咽，容易下行。此两处之黏液，即所谓痰。大约虚甚而热化，则痰液皆干而痰少，

故阴虚而热者无痰。组织无弹力从寒化，则此种小腺体之分泌浸多。故衰弱性为病，神经无弹力则痰多；感寒为病，此种分泌过剩，则痰多而薄。本是保护气管壁而分泌黏液，分泌过多，则此分泌物反足为呼吸之梗，如此则咳而驱之。分泌愈多，咳则愈甚，更迭演进，则为病态，此言在气管中之痰。其在食道中者，因分泌过多，反为食之梗。若从热化，则为胶黏液，为黄色硬块；若从寒化，则为水；其在胃部则为多酸。因其足为食道之梗，则呕而驱之，此即胃病作呕之理由。

形能上肝胃相连，若肝胆从热化，液干痰少，组织炎肿，则为胃炎。胃气被窒，胆汁从脉管壁溢出，混入血中，则为黄疸。兼有虚弱性，津液干，血从热化，组织衰弱而枯燥，则食物膈不得下，而无食欲。在生理上，消化之功用，神经司之。凡涉及神经之病，都以阵发。又习惯上饮食有定时，故胃之弛张与工作有节律。食物入胃，若无消化能力，食物不能化，即是作梗之物。生理之本能，必迫而去之。因此种之原故，所以有朝食暮吐之病。胃病之变化，不可究极，以上所言是大略之大略。

呕之原理如此，故半夏之能止呕，是因其能去痰。旧说半夏辛温滑降，凡痰不易出，得此则易出；痰不下行，得此则下行。古无痰字，痰即是饮。薄痰是饮，干痰亦是饮。半夏之治痰，对于痰薄者为宜。因服半夏之后，其反应是燥化；又此物有毒，能使神经钝麻，故必须制用。胃病淋巴过剩，则有行水之必要，故有取乎茯苓。凡痰饮为梗，水分过利之病，其癥结往往因组织无弹力，故有取乎厚朴。厚朴富刺激性，其反应是燥化，故与痰饮呕酸之病为宜。此方（指四七汤）看似不重要，其实治胃病之主要药，无过乎此三物者。其苏叶一味，则居于次要地位。

丁香透膈汤（《和剂》） 治脾胃不知，痰逆恶心，或时呕吐，饮食不进。十膈五噎，痞塞不通，并皆治之。

人参	砂仁	香附各一两	青皮
木香	肉豆蔻	白豆蔻	丁香各半两
陈皮	沉香	藿香	厚朴各七钱五分
草果	半夏	神曲	甘草一两五钱
麦芽	白术二两		

每服四钱，水一盏，姜三片，枣一枚，不拘时热服。

铁按： 丁香与吴萸略同，药位在中脘。砂仁、香附、青皮、木香、肉豆蔻、草果、厚朴，无一不燥，用为调节者，仅人参一味。仔细考详，此方配制，并不算好，湿痰聚于中，脾不健运，胃不消化，组织无弹力，此等药品足供选择，非直抄老方可以济事。絜症中所谓十膈五噎，不必凿解，旧医书中往往有此等论调。《千金方》中常说，七十二种大风，其实无由举其名而云然。读者如欲知之稍详，《沈氏尊生方》中所举较备，可资参考。

涤痰丸

半夏曲　　　　　枯矾　　　　　　　皂角炙，刮去皮弦子　　元明粉

白茯苓　　　　　枳壳各等分

上为末，霞天膏和丸，量人虚实用之。

铁按： 此方枯矾、元明粉、皂角都是极悍之剂，必脉与神气全无虚象，病症完全是实证，然后可以酌用，虚则此方无可用之理。霞天膏当同现在市上流行之牛肉汁，仅此一味，不足以调节皂角、枯矾、元明粉也。

血　膈

丹溪治一少年食后必吐出数口，却不尽出，膈上时作声，面色如平人。病不在脾胃而在膈间，其得病之由，乃因大怒未止，辄食面，故有此证。想其怒甚则血苑于上，积在膈间，碍气升降，津液因聚，为痰为饮，与血相搏而动，故作声也。用二陈加香附、韭汁、萝卜子，二日以瓜蒂散、败酱吐之。再一日又吐痰，中见血一盏。次日复吐，见血一钟而愈。

一中年人，中脘作痛，食已乃吐，面紫霜色，两关脉涩，乃血病也。因跌仆后中脘即痛，投以生新血推陈血之剂。吐血片碗许而愈。

一中年妇人反胃，以四物加带白陈皮、留尖去皮桃仁、生甘草、

酒红花浓煎，入驴尿以防生虫，与数十帖而安。

一人咽膈间常觉有物闭闷，饮食妨碍，脉涩稍沉，形色如常，以饮热酒所致。遂用生韭汁，每服半盏，日三服，至二斤而愈。

一人食必屈曲，下膈梗塞微痛，脉右甚涩而关沉，左却和。以污血在胃脘之口，气因郁而为痰，必食物所致。询其去腊日饮剁剁酒三盏，遂以生韭汁冷饮细呷之，尽半斤而愈。

一贫叟病噎膈，食入即吐，胸中刺痛，或令取韭汁入盐梅卤汁细呷，入渐加，忽吐稠涎如升而愈。此亦仲景治胸痹用薤白，取其辛温能散胃脘痰涎恶血之义也。愚谓此不独辛温散结之义，盖亦咸能润下也，而酸味最能开膈胃、止呕吐。品味不杂，而意旨用密，殊可取也。

一妇年及五十，身材略瘦小，勤于女工，得噎膈症半年矣，饮食绝不进，而大便燥结不行者十数日，小腹隐隐然疼痛，六脉皆沉伏。以生桃仁七个，令细嚼杵生韭汁一盏送下。片时许，病者云，胸中略觉宽舒。以四物六钱加栝蒌仁一钱，桃仁泥半钱，酒蒸大黄一钱，酒红花一分，煎成止药一盏。取新温羊乳汁一盏，合而服之，半日后下宿粪若干。明日腹中痛止，渐可进稀粥而少安。后以四物出入加减，合羊乳汁，服五六十帖而安。

江应宿治一老妇，年近七旬，患噎膈，胃脘干燥，属血虚有热，投五汁汤二十余日而愈。其方芦根汁、藕汁、甘蔗汁、牛羊乳，生姜汁少许，余各半盏，重汤煮温，不拘时徐徐服。

滋血润肠汤 治血枯及死血在膈，饮食不下，大便燥结。

当归酒洗，三钱　　芍药煨　　　　　生地黄各一钱半　　红花酒洗

桃仁去皮，麸炒　大黄酒煨　　　　枳壳麸炒，各一钱

水一钟半，煎七分，入韭菜汁半酒盏，食前服。

秦川剪红丸（《良方》）

雄黄另研　　　　木香各五钱　　　　槟榔　　　　　　三棱煨

蓬术煨　　　　　贯众去毛　　　　干漆炒烟尽　　　陈皮各一两

大黄一两半

上，面和丸，梧子大。每五十丸，食前米饮送下，吐出瘀血及下虫为效。

气　膈

气膈病使人烦懑食不下，时呕沫。淳于意作下气汤治此疾，一日气下，二日能食，三日愈，然下气汤方不传。

一村夫，饮食新笋羹，咽纳间忽为一噎，延及一年，百药不效。王中阳乃以荜茇、麦芽、炒青皮、去穰人参、苦桔梗、柴胡、白蔻、南木香、高良姜、半夏曲共为末，每服一钱，水煎热服。次日病家报云，病者昨已痛极，自己津唾亦咽不下，服药幸纳之胸中，沸然

作声，觉有生意，敢求前剂，况数日不食，特游气未尽，拟待就木，今得此药，可谓还魂散也。王遂令其捣碎米煮粥，将熟即入药，再煎一沸，令啜之，一吸而尽。连服数剂，得回生，因名曰还魂散。后以之治七情致病，吐逆不定、面黑目黄、日渐瘦损，传为噎症者，多验。但忌油腻、鱼腥、黏滑等物。

《永类钤方》治噎膈不食：黄犬干饿数日，用生粟或半干饲之，俟其下粪，淘洗粟令净，煮粥，入薤白一握，泡熟去薤，入沉香末二钱食之。

救急疗气噎方

| 半夏 | 柴胡各三两 | 生姜三两 | 羚羊角 |
| 昆布 | 通草 | 炙甘草各二两 | |

水八升，煮三升，分三服。

疗因食即噎塞，如炙脔至膈不下方

| 射干六分 | 升麻四分 | 木通一钱 | 赤苓八分 |
| 百合八分 | 紫菀头二十一枚 | | |

水二大升，煎九合，去渣，分温三服。食远。

虫膈

张文仲《备急方》言，幼年患反胃，每食羹粥诸物，须臾吐出。

贞观中，许奉御兄弟及柴、蒋诸名医，亲敕调治，竟不能疗，断疲困候绝旦夕，忽一卫士云，服驴小便极效，遂服二合，后食只吐一半，晡时再服二合，食粥便定。次日奏知宫中，五六人患反胃者同服，一时俱瘥。此物稍有毒，服之不可过多。须热饮之，病深者七日当效，后用屡验。

广五行记永徽中，绛州有僧，病噎数年，临死遗言，令破喉视之。得一物似鱼而有二头，遍体悉似肉鳞，置钵中跳跃不止。以诸物投钵，悉为水。时寺中刈蓝作靛，试取少许置钵中，虫绕钵畏避，须臾虫化为水。后人以靛治噎疾，每效。

铁按：以下各条，不言病理，仅有方药，治法托诸空文，不如见之事实，亦未尝不是一法。惟颇嫌其掣症不清楚，读此书者于临症之顷，不能知何者是噎膈，何者是气噎，用药无标准，则不免于偾事，抑又不止此。凡旧所谓噎膈症即现在西医所谓胃病。若照旧说，噎、膈、反胃为三症，痰、食、气、虫、血为五膈，其范围实有在胃病外者。照现在西医所说之胃病，有扩张性、溃疡性、炎肿癌肿性、多酸性，其所言病症，又有在旧说三症五膈之外者。此种纠纷，欲为之条理，非撰专书不可。以余谫陋，尚病未能，今仅为粗略的探讨，以明大概，并就鄙见所及，经验所得，觙缕①言之。将来无论公家私人，对于新旧学说，加以整理，吾说当可为壤流之助。

① 觙缕：音luólǚ，详尽而有条理地叙述。

其一，若云噎、膈、反胃为三种病，噎当从《伤寒论》作为噎气之噎。《伤寒论》干噎食臭，主旋覆代赭汤。干噎食臭确是胃气上逆，食不得化；膈为食停上膈，隔不得下；反胃，食物已下，重复吐出。如此则三种病各于文字上似乎较顺，于病理亦合。

其二，血膈恐即是癌肿性，癌当是转属病，不是特发病。必先病胃炎，唇舌紫绛，喉间隔塞，治之不得法，从急性变为慢性，然后有局部充血之可能，否则恐于病理不合。

其三，本书所说之虫膈，是一种不经见之奇病，不可为训。古书常言三虫，敝同学孙君永祚，曾考得巢氏之说，所谓三虫者，是蛔虫、赤虫、蛲虫。若云虫膈，三虫之中，惟蛔虫可以当之。然蛔虫十九在肠，有因寒热之故而从口中出者。此不谓为虫膈之症，然则虫膈之症，常以西书节虫之说当之，较为适当。盖节虫有黏着在肠壁，亦有黏着在上膈者。（详附注）

其四，胃病之食入辄呕，固有因感寒痰涎阻塞胸脘因而作呕，其适当之药，是厚朴、半夏、沉香、公丁香、吴萸、茅术、胆星诸品，此种即本书所谓痰膈者是也。另有一种舌苔剥，口味甜，胸脘闷，呼吸促，其舌面并不十分干，色脉都不十分虚，惟口中之涎成泡沫，口唇则干而红。此种见症，虽不是虚症，其实是胃阴涸竭，当用石斛、竹茹。其无外感者，可以洋参或人参须。因其虚症不显，而又口味甜，医者往往误认以为是湿，大胆用平胃散或开关利膈散，鲜有不误事者。最坏是此种药入咽，当时并无若何坏象，不过病随药变，渐渐增重，病者可以至死不悟，医者亦意杀人而不自知，此其病全在古人说病理说得不清楚。凡医生医术之劣，应酬必工，文过护短诸恶习，又不能痛自针砭，常常将错就错，不肯诚信反省，且振振有词，谓误药则病变如何如何。岂知误药病变，其势并不骤，亦有并不误药而反见坏象，即所谓瞑眩者。此等事欲加纠正，除明理之外，更无办法。须知胃病口味之甜，是因中宫阻塞，肝糖溢出脉管之外，所以发甜；若舌剥其苔薄砌，则是虚；若口涎作泡沫，即是胃热津液少，此是鄙人经验所得。古人曾否言之，余未之见，故余颇病古书说理不详。又有一种胃病，可谓物理症，其得病之原因，在过分多吃。因多吃之故，胃壁褶撑大过当，遂不能收缩。因中部撑大，上口下口都闭，因此连水不能入，无论何物下咽即呕。此种西人之惟一治法是开割。以余所见，被割者多死，即幸而不死，亦复衰弱异常，不能长久延喘。此种实无适当治法，只有禁止食物，外面用皮硝（如热化者方可用），或者尚有一线希望。若用厚朴、茅术等燥药，吴萸、干姜等温药，巴豆霜、槟榔等攻药，都无是处。用攻药如大陷胸汤，或者可愈，但余无此经验。鄙意以为即使能愈，亦不可为训。凡此都是食入即呕之病，不详细说明，仅用噎膈两字，谓遂可悬为定法，无此情理。

其五，反胃既是食入即呕，此病名与病理尚合，似乎可用（指反胃两字之名词）。其病状有深浅，浅者食入即吐，深者朝食暮吐。喻嘉言照《金匮》法用进退黄连汤，其方之主要在黄连、干姜两味，病偏寒化者则重用干姜，偏热化者则重用川连，故云进退。乃吾就实地经验言之，病从寒化者，竟不能用干姜，且朝食暮吐之病，其所吐之物，完全不化，是因胃中无热力之故。准此以谈，则反胃又竟无热化者，且推究所以朝食暮吐之故，由于胃之收缩有定时，其病与消化神经有关，则进退黄连汤似尚须加治神经之副药。就病理上说，关虎肚与戍腹米当有效，惟余尚未有充分经验，曾经用之有效而已。故注于此，以待后来。本书所谓用犬干饿饲生米，俟此米从粪便中出，淘洗洁净，用以入药，此即戍腹米，药店中有卖。此盖利用犬胃中之消化元素，以补病胃者之消化力，其理想甚通，亦确能发生效力，是则古人之高明处。关虎肚以虎骨为例，此物必能治胃中神经之病。

按：普通虫病，蛔虫之外，惟芽胞菌与寄生节虫最多，两种虫都在肠部寄生。节虫有在食道者，则其病状与本书所谓虫膈极吻合。此种虫细如丝线，其头部独大．能固着于肠壁膜，黏附不脱，故名。其头为吸盘，此虫既入人体，则附着于肠或食道之内壁，吸取壁膜之黏液以自肥，其躯体乃渐渐增长至数寸，则节节脱落，其头之附着于肠壁者不动，其脱落之躯体，从粪便出，至田中则入于蔬菜或草之茎叶中，此菜与草为其第一宿主。若猪或牛羊吃此草与菜，此虫乃入于牛羊之躯体，而居其肌肉之内，此牛羊为其第二宿主。若人类以此牛羊为肴馔，煮之不熟，其虫不死，入人体则附着于肠壁，由小而大，既经成长，又复节节脱落。故此种虫为三段生命，而人类独受其祸。凡患此种虫病者，其面色常黄，其肠部或胃部或食道，凡虫之所在处，则作痛，痛以阵发，能令人呕吐涎沫，痛甚面色见贫血而隐青。病者之胃纳则佳，故见面黄、痛阵发、呕涎而胃纳佳者，虫症也。

第四期

黄　疸

已食如饥，但欲安卧，一身面目及爪甲、小便尽黄也。此为脾胃积热而复受风湿，瘀结不散，湿热蒸郁；或伤寒无汗，瘀热在里所致。是宜分别湿热多少而治之。若面色微黄，而身体或青黑赤色皆见者，与纯热之症不同，当于湿家求之。

加减五苓散

茵陈　　　　猪苓　　　　白术　　　　赤苓

泽泻

大茵陈汤

茵陈蒿半两　　大黄三两　　栀子四枚

水三升，先煮茵陈，减一半，内二味，煮取一升，去滓，分三服。小便利出如皂角汁，一宿腹减，黄从小便出也。如大便自利者，去大黄，加黄连二钱。

寇宗奭治一僧因伤寒发汗不彻，有留热，面身皆黄，多热，期年不愈方。

茵陈　　　　山栀各三分　　　秦艽　　　　升麻各四钱

为散，每用三钱，水四合，去滓，食后温服。五日病减，二十日悉去。

搐鼻瓜蒂散（《宝鉴》）

瓜蒂二钱　　　母丁香一钱　　　黍米四十九粒　　　赤豆五分

为细末，每夜卧时先含水一口，却于两鼻孔搐上半字，便睡至明日取下黄水。

许叔微云：夏有篙师病黄症，鼻内酸疼，身与目黄如金色，小便赤涩，大便如常。此病不在脏腑，乃黄入清道中，若服大黄则必腹胀，为逆；当瓜蒂散搐之，令鼻中黄水出尽则愈。

孟铁方

瓜蒂　　　　丁香　　　　赤小豆各七枚

为末，吹豆许入鼻，少时黄水流出，隔一日用，瘥乃止。一方用瓜蒂一味为末，以大豆许吹鼻中，轻则半日，重则一日，出黄水愈。

铁按：黄疸与谷疸实是一种病，其所以发黄，为胆汁混入血中，故用药亦无甚差别。此病之特效药是茵陈，其余都是副药。各种副药中栀子为治黄最有用之药。因此病无寒证，凡发黄都是热，栀子能清肝胆之热，恰恰与病相得，故栀子、茵陈是治黄之主方。瓜蒂散搐鼻出黄水一种，是湿邪在上，其症必头重而目黄，头胀痛且重而发黄，用普通疏风药必不效。所以然之故，其病是湿邪，不是风邪，用瓜蒂搐鼻去黄水最是稳捷有效之法。此种湿是由外铄。讲义中《药盦医案》常有鼻流黄涕用辛夷、防风、白芷者，其病与此不同，亦是湿邪，但其湿是从下上传，其病深而难治，此则不可不知。

谷　疸

始于风寒而成于饮食也。《金匮》云：风寒相抟，食谷即眩，谷气不消，胃中若浊，浊气下流，小便不通，阴被其寒，热流膀胱，身体尽黄，名曰谷疸。又云：谷疸之为病，寒热不食，食即头眩，心胸不安，久久发黄，为谷疸，茵陈蒿汤主之。

茵陈蒿汤（即前大茵陈汤） 此下热之剂，气实便闭者，宜之。不然不可用。

茯苓茵陈栀子汤（《宝鉴》） 治谷疸心下痞满，四肢困倦，身目俱黄，心神烦乱，兀兀欲吐，饮食迟化，小便癃闷发热。

| 茵陈一钱 | 茯苓五分 | 栀子 | 苍术去皮炒 |
| 白术各三钱 | 黄连 | 枳壳 | 猪苓 |

泽泻　　　　　　陈皮　　　　　　防己各二分　　　　黄芩六分

青皮一分

长流水煎，去滓，空心温服。栀子、茵陈泄湿热而退黄，黄连、枳壳泄心下痞满。热能伤气，黄芩主之。湿热壅胃，二术、青皮除之。湿热流注经络膀胱，二苓、防己利之。

胆矾丸（《本事》） 治男妇食劳，面黄虚肿，疢癖气块。

胆矾无石者，三两 黄蜡二两　　　　　　大枣五十枚

用石器入头醋三升，下胆矾、大枣，慢火熬半日，取出枣子，去皮核，次下黄蜡，再熬一二时如膏，入腊茶二两，用和为丸，桐子大。每服二十丸，茶清下，日三。

许叔微云：宗室赵彦才下血面如蜡，不进食，盖酒病致此，授此服之，终剂而血止，面色鲜润，食亦如常。

治湿热黄病助脾去湿方（《乾坤生意》）

针砂溜净水淘白色，以米醋于铁铫内浸一宿，炒干再炒三五次候通红，二两五钱

陈粳米半升，水浸一夜粉作块，煮半熟　　　　　　百草霜一两半

上三味捣千下，丸如桐子大。每服五十丸，用五加皮、牛膝根、木瓜根浸酒下。初服若泻，其病本去也。

脾劳黄病方（《摘元》）

针砂四两，醋炒七次　　　　　干漆烧存性，二分　　　　香附三钱

平胃散五钱

为末，煎饼丸如桐子大，汤下。

黄病有积神方（《先醒斋笔记》）

苍术炒　　　　厚朴姜汁炒　　　橘红　　　　　甘草

楂肉　　　　　茯苓　　　　　　麦芽各二两　　槟榔一两

绿矾醋煅研细，一两五钱

为末，枣肉丸如梧子大。每服一钱，白汤下，日三服。凡服矾者，忌食荞麦、河豚，犯之即死。予每治脱力劳伤，面黄能食，四肢无力，用造酒曲丸、平胃散加皂矾（煅透）、针砂，淡醋汤下十丸，日二。

铁按：以上方药都甚好，而挈症不明，次序凌乱，可以使读者堕入云里雾中，可谓瑕瑜不相掩，功不补患。兹为重新说明如下：凡黄病都是胆汁混入血中，其胆汁所以能混入血，大份由于食积。因有食积之故，胃肠膨胀，输胆管被挤，胆汁不得流通，然后从脉管壁渗出，此亦有种种不同。其有因风寒而停积者，食积阻于中宫，寒邪束于肌表，里面之积与外面之外感交互为病，因受寒化热，肝胆气逆，血皆上壅，因发热之故，积不得下，痞塞愈甚，如此则先热而后黄，是由伤寒转属为疸。其风寒偏胜者，即本书所谓谷疸。就形能考察，胆汁不但能助消化，并且能助淋巴运行。若胆汁不循常轨而发黄，则淋巴亦不能循常轨而有过剩之水分。组织中有过剩之水分，而又壮热不解，久久郁蒸，则从水化，以故凡发黄都兼湿。

其热甚而湿重者，即仲景所谓瘀热在里，身黄如橘子者是也。读书须注意古方中之药品，凡用茵陈者，为其发黄也；凡用栀子者，为其热郁也；凡用大黄者，为有食积阻隔不得下行也；凡用茯苓、猪苓、泽泻者，为小便不利、水无出路也；凡用防己、厚朴者，为组织中水分已经郁蒸而为湿热也。以上所说，都是阳黄，不是阴黄。古人分阳黄、阴黄之法，谓身黄如橘子者为阳黄，色淡者为阴黄，大谬不然。及按之事实而不合，则又之盾其词，谓发黄而寒者为阴黄，发黄而见阳明证象者为阳黄，是则尤其大谬不然。因如此说法，可令人无所适从，不能施之实用。须知阳黄是胆汁混入血中而发黄，其最容易辨别之处在目。胆汁混入血分之黄，眼白必先黄也。其次则在小便。因血中既混有胆汁，全身液体不能分析清楚，则小便亦黄也。阴黄乃白血球增多，红血轮减少，是血色素本身起变化而黄。凡患此疾者，其手掌之皮必无血色。所以然之故，人身气为阳，血为阴，手背属阳，手掌属阴。胆汁之所从出在肝脏，白血球之所从出在脾脏。《内经》谓肝开窍于目，脾主四肢。阳黄验之于目，阴黄验之于掌，皆中国诊断法之精妙处。且阴黄之病，眼白与小便都不黄也。明白此理，无论黄如橘子，或黄如生姜，都不能淆惑。阳黄与阴黄，其病理既如此不同，用药当然不相假借。凡古方中用针砂者，皆治阴黄之药也。针砂是铁，能使减少之红血轮增多，能使已淡之血色素变红，此与现在医用铁精相似。然阴黄之病亦复有种种不同，此须问患阴黄者何故红血轮减少。其一是食积，因积肠胃不通，可以发肿，由肿而转属阴黄；其二是失血已成血崩之症，失血过多，组织起代偿作用而肿，亦由肿转属阴黄；其三是伤力，益以营养不良，则亦由肿而渐成黄胖。此三种都属虚证，但其瘕结却是因血行不通之故。所谓全体皆虚，一部分独实，则当注意其实处是也。方中用干漆，即是此理。治此等病，须取效以渐，又须与补药同用，勿伤其脏气。近来药盦医案中有冉姓医案，可以参看。

酒 疸

小便不利，心中懊憹而热，不能食，时时欲吐，面目黄或发赤斑，由大醉当风入水所致。盖酒湿之毒为风水所遏，不得宣发，则蒸郁为黄也。

茵陈蒿汤 治酒疸心中懊憹，小便黄赤。

| 茵陈蒿 | 葛根 | 赤苓各五钱 | 升麻 |

| 秦艽 | 栝蒌根各三钱 | 山栀五分 |

水煎三钱温服，日二，以瘥为度。

小麦饮 生小麦二合，水煎，取汁顿服，未瘥再服。

大黄汤 治酒疸懊憹，胫肿，溲黄，面发赤斑。

| 大黄炒，二两 | 山栀 | 枳实 | 豆豉炒，各三合 |

水煎四钱，温服，日二，加茵陈亦得。

葛根汤（《济生》）

干葛二钱　　　栀子二钱　　　枳实　　　　豆豉各一钱

炙草五分

水煎温服，无时。

女劳疸

色欲伤肾得之。《金匮》云：额上黑，微汗出，手足心热，薄暮即发，膀胱急，小便自利，名曰女劳疸。盖黄疸热生于脾，女劳疸热生于肾，故黄疸一身尽黄，女劳疸身黄额上黑也。《仁斋》云：脾与肾俱病为黑疸。

凡房劳黄病，体重不眠，眼赤如朱，心下块起若瘕，十死一生，宜灸心俞、关元二七壮及烙舌下，以妇人内衣烧灰，酒服二钱。

范黄亦云：女劳疸气短声沉者，取妇女月经布和血烧灰，空腹酒下方寸匕。日再，不过三日必瘥。

阴　黄

病本热而变为阴，为阴症能发黄也。韩祗和云：病人三五日服下药太过，虚其脾胃，亡其津液，渴饮水浆，脾土为阴湿所加，与热邪相会发黄，此阴黄也。当以温而治之，为两手脉沉细迟，身体逆冷，皮肤粟起，或呕吐，舌上有苔，烦躁欲坐卧泥水中，遍身发黄，小便赤少，皆阴候也。

茵陈橘皮汤（韩氏） 治身黄，脉沉细数，热而手足寒，喘，呕，烦躁，不渴者。

茵陈　　　　橘红　　　　生姜各一两　　　半夏

茯苓各五钱　　白术二钱五分

水四升，煮取二升，分作四服。

小茵陈汤（韩氏） 治发黄，脉沉细，四肢及遍身冷。

附子一枚，炮作八片　　　　　炙草一两　　　茵陈二两

水四升，煮取二升，分三服。一方有干姜，无甘草，名茵陈附子汤（韩氏）。

茵陈理中汤 治身冷面黄，脉沉细无力，或泄，自汗，小便清白，名曰阴黄。

人参　　　　白术　　　　炮姜　　　　炙草

茵陈

上㕮咀，每服五钱，水煎。

铁按：以上三节，均可商。其酒疸一节，所著症状与病理不合。今就鄙人实地经验所得著之于篇，以资比较。饮酒可以使人中毒，并

不能使人发黄。常见人嗜饮数十年，中年而后，气喘面赤，或有赤瘢，或者满面痤痱，唇舌都绛，面部汗孔皮脂腺皆松浮，头部无冬夏自汗出，此所谓酒风。其浅层感觉神经及交感神经都因中酒精毒而钝麻，因容易出汗之故，其过剩之水分，容易疏泄，故不能发黄。因神经受病之故，却容易中风。其有发黄者，或者因发热之故，或者因食积之故，仍旧是胆汁混入血中，并非酒家特殊之病，故酒疸之名目，事实上不成立。茵陈、大黄、栝蒌根、栀子，亦非酒家特殊之药。

女劳疸一条，《金匮》云：额上黑，微汗出，手足心热等等，鄙人所见不广，竟未曾诊过此种病。余所见女劳疸有二种：其一是急性的，唇舌都从热化，而兼有伏湿者。余见最重者二人，皆吐血，其一人由余治愈；其又一人先服西药，后来腿部生痈，由外科医治，不知究竟。其症状眼白黄，初起壮热，满面棕红黝黑，唇舌干绛且紫，其面色望而可知是有伏湿者。余用种种大凉药，如知母、石膏、黄芩、黄连、梨汁、蔗汁、荸荠汁等与茵陈、栀子同服。恐其热无出路，再用薄荷、葛根、茅根等为之解肌；恐其湿无出路，再用薏仁、车前、木通、赤豆等为之分利。吐血则用茜根、侧柏、童便、墨汁、炒黑荆芥制其妄行，安其亢暴。治之二十日，霍然而愈。其又有一人，症状与此全同，二人都喜作狎邪游，此种与寻常黄疸病不同者正在血分不清，肾腺有毒，此为现在欧化世界极普通之病状，或者非古人所习见。又一种属慢性的，病状与本书所说亦完全不同。三十年前，曾见一人年未弱冠，面部姜黄色，全无血气，肌肉颇不瘠，惟神气稍呆，且行动举止不似少年，有早熟意味。余医案中往往有规矩权衡不合之语，即是指此种神气而言，盖其腺体病者。然何以有此，当时余不知医。问其人何故面色如此，据云十四岁时，其兄挈之入妓院，旋有事他去，将渠寄居妓院中，属之老鸨可十日许，此十日中，为诸妓所媟，遂致于此。后来余推究其故，童稚大摩腺未全消，肾腺不发达，此须听其循序发育，不得促进，促进则体工为乱，故有此早熟症象，虽幸而不死，其人亦成废物，尸居余气，灵慧全无。此种当是正式女劳疸，然却无治法。后来曾见类此者数人，其父兄都不审，以为是少年老头，余则心下了然，灼知其故，但不肯言明耳，于此可知教育后辈之难。古人男女七岁不同席，实有不得已苦衷；今人提倡解放，打倒礼教，彼又安知流弊所及，可以成禽兽世界，岂止早熟而已。

阴黄不但本书如此说，各种旧医书都如此说。但平心考虑，云脾脏为阴湿所加与湿热相会而发黄，脉沉细，四肢逆冷，如此者，名为阴黄，当治以温药。鄙意治以温药不错，名为阴黄则错。因其是寒湿，属足太阴，自然当温，但所当温者是病症，并不是发黄当温。古人亦知发黄依然与阳黄同其蹊径，故云与湿热相会而发黄，即谓此种发黄依然是胆汁混入血中，不是血色素变化而黄。假使名此种为阴黄，则白血球增多，赤血球减少之黄病，将何以名之，此其一；其次名此种为阴黄而曰当温，则与白血球增多之黄病如何分别，而又针砂诸药方，又将如何用法。有此二个原因，故余认阴黄之说为不妥当，当加以纠正。瘀热在里，身黄如橘子者，名之为阳黄，其所见之副症因食积者，谓之谷疸。其太阴中寒夹湿，可以说阴黄兼寒湿症，血色素起变化而发黄者谓之阴黄。其有伤力而得者，谓之阴黄伤力症，或者谓之力疸。其有失血而得者，谓之阴黄失血症，或者谓之血疸。如此则名实比较相副，而说理亦容易明白，各种药方各从其类，若网在纲，有条不紊矣。

罗谦甫治真定韩君祥暑月劳役过度，渴饮凉茶及食冷物，遂病头身、肢节沉重疼痛，汗下、寒凉屡投不应，转变身目俱黄，背恶寒，皮肤冷，心下硬，按之痛，脉紧细，按之空虚，两寸脉短不及本位。此症得之因时热而多饮冷，加以寒凉过剂，助水乘心，反来侮土，先伤其母，后及其子，经所谓薄不胜而乘所胜也。时值霖淫，湿寒相合，此为阴黄，以茵陈附子干姜汤主之。《内经》云：寒淫于内，治以甘热，佐以苦辛；湿淫所胜，平以苦热，以淡渗之，以苦燥之。附子、干姜辛甘大热，散其中寒为君；半夏、草蔻辛热，白术、陈皮苦甘温，健脾燥湿为臣；生姜辛温以散之，泽泻甘平以渗之，枳实苦辛泄其痰满，茵陈苦微寒，其气轻浮，佐以姜附，能走肤腠间寒湿而退其黄为使也。煎服一两，前症减半，再服悉愈，又与理中汤服之数日得平复。

李思训谓发黄皆是阳症，凡云阴黄者，皆属坏而成阴，非原有阴症也。茵陈、干姜汤是治热证坏而成寒者之药，学者要穷其源，盖即于本病主治药内加热药一味以温之，如桂枝汤加大黄之意。

铁按： 罗氏此案，为旧医案中最有精彩者。观其说明，用茵陈术附方法可谓不惜金针度人，是以其昭昭使人昭昭。李思训跋亦甚好，更以余说补之，黄疸一症，可说十九已经解决。

本书此下有建中汤一条，云是虚黄，按此用建中汤，既非茵陈症之阳黄，亦非针砂症之阴黄，不过虚而无血色而已。学者注意病人之眼白与手掌，则可以不为旧说混淆，且虚证当用建中证在江浙两省极所罕见。鄙人无充分经验，不敢妄说，学者自己研求可也。伤寒发黄一症，已详《伤寒论》。急黄一症，其原理未详，病症亦未见过，都从盖阙，仍抄录原文于后，以备参考。

虚　黄

病在中气之虚也，其症小便自利，脉息无力，神思困倦，言语轻微，或怔忡眩晕，畏寒少食，四肢不举，大便不实，小便如膏，得之内伤劳役，饥饱失时，中气大伤，脾不化血，而脾土之色自见于外。《金匮》云：男子萎黄，小便自利，当与虚劳小建中汤。又《略例》云：内伤劳役，饮食失节，中州变寒之病而生黄者，非伤寒坏症，而只用建中、理中、大建中足矣，不必用茵陈也。

表邪发黄

即伤寒症也。东垣云：伤寒当汗不汗，即生黄。邪在表者，宜急汗之，在表之里宜渗利之，在半表里宜和解之，在里者宜急下之。在表者必发热身痛，在里者必烦热而渴，若阳明热邪内郁者，必痞结胀闷也。

麻黄连翘赤小豆汤（发汗之剂）

麻黄去节	连翘	炙草	生姜各二两
赤小豆一升	杏仁四十个，去皮尖		生梓白皮一升
大枣十二枚			

潦水一斗，先煮麻黄，再沸，去上沫，内诸药，煮取三升，分温三服，半日服尽。

茵陈五苓散（渗利之剂）

茵陈蒿末一钱　　五苓散五分

水调方寸匕，日三服。

柴胡茵陈五苓散（和解之剂）

五苓散一两　　茵陈五钱　　　　车前子一钱　　　木通一钱五分

柴胡一钱五分

分二服，水一盏半，灯心五十茎，煎服，连进数服。小便清利，愈。因酒后者，加干葛二钱。

急　黄

卒然发黄，心满气喘，命在顷刻，故名急黄也。有初得病，身体面目即发黄者，有初不知黄，死后始变黄者，此因脾胃本有蓄热，谷气郁蒸而复为客气热毒所加，故发为是病也。古云发热心颤者，必发为急黄。

瓜蒂散（《广济》） 疗急黄。

瓜蒂　　　　赤小豆　　　　丁香　　　　黍米各二七枚

薰陆香　　　麝香另研，等分　青布二方寸，烧灰

上为细末。白汤下一钱，得下黄水，其黄则定。

消渴统论

消渴病有三：一、渴而饮水多，小便数，有脂如麸片甜者是消渴也；二、吃食多，不甚渴，小便少，似有油而数者，是消中也；三、渴饮水不能多，但腿肿，脚先瘦小，痿弱，数小便者，是肾消也。《古今录验》消渴大禁有三：一饮酒，二房室，三咸食及麸。能慎此者，虽不服药，自可无他；不如此者，纵有金丹，亦不可救。慎之慎之。

李词部曰：消渴之疾，发则小便味甜。按《洪范》云，稼穑作甘，以理推之，淋饧醋酒作脯法，须臾即皆能甜也。人饮食之后，滋味皆甜，积屯中焦，若腰肾气盛则上蒸精气化入骨髓，其次为脂膏，其次为肌肉，其余则为小便。气燥者五脏之气，味咸者润下之味也。若腰肾虚冷，不能蒸化于上，谷气则尽下而为小便，故甘味不变，下多不止，食饱虽多，而肌肤枯槁。譬如乳母谷气上泄，尽为乳汁，消渴疾者，谷气下泄，尽为小便也。又肺为五脏之华盖，若下有暖气上蒸，即润而不渴；若下虚极，即阳气不能升，故肺干而渴。譬如釜中有水，以板盖之，若下有火力，则暖气上腾而板能润，若无火力，则水气不能上板，终不可得而润也。故张仲景云，宜服八味肾气丸，并不可食冷物及饮冷水。此颇得效，故录正方于后云。

八味肾气丸（方见肾劳） 服讫后，再服后方以压之。

黄连二十分　　　麦冬十二分　　　苦参十分　　　生地七分

知母七分　　　牡蛎七分　　　栝蒌根七分

为末，牛乳为丸桐子大，暴干浆水或牛乳下二十丸，日再服。病者甚瘥后须服一载以上，即永绝病根。一方有人参五两，以上见《本事方》。

又，疗消渴口苦、舌干方

麦冬五两　　　花粉三两　　　乌梅十个，去核　　小麦三合

茅根　　　竹茹各一升

水九升，煎取二升，去滓，分四五服，细细合咽。

痰饮水不消、便中如脂方（雀氏）

黄连　　　栝蒌根各五两，为末

生地汁和，并手丸如桐子大，每食后牛乳下五十丸，日二服。一方用生栝蒌汁、生地汁、羊乳汁和黄连任多少，众手捻为丸如桐子大，麦冬饮服三十丸，渐加至四五十丸。轻者三日愈，重者五日愈，名羊乳丸。

麦冬饮子 治膈消胸满，烦心，短气。

人参	茯神	麦冬	知母
五味子	生地	生甘草	葛根
栝蒌根			

上等分，㕮咀。每服五钱，水二盏，竹叶十四片，煎至七分，去滓，温服。

河间云：心移热于肺为膈消。膈消者，心肺有热，胸满，烦心，津液燥少，短气，久则引饮，为消渴也。麦冬饮子主之。

麦冬丸 消渴之人，愈与不愈，常须虑有大痈，以其内热而小便数故也。小便数则津液竭，津液竭则经络涩，经络涩则营卫不行，营卫不行则热气留滞，必于大骨节间发痈疽而卒。当预备此药，除肠实热，兼服消渴方。

麦冬	茯苓	黄芩	石膏
玉竹各八分	人参	龙胆草各六分	升麻四分
枳实五分	生姜	栝蒌根	枸杞根各十分

为末，蜜丸桐子大，茅根、粟米汁一并丸，日二服，若渴则与后药。

栝蒌根	生姜	麦冬汁	芦根各三升
茅根切，三升			

水一斗，煮取三升，分三服。

冬瓜饮子 治消渴能食，小便为脂麸片，日夜无度。冬瓜一个，割开去瓤，入黄连末十两，仍将顶盖好，热灰中煨熟，去皮细切，研烂，用布取汁。每服一盏，日三夜二服。

葶苈丸 疗消渴成水病浮肿方。

甜葶苈_{隔纸炒}　　栝蒌根　　　　杏仁_{麸炒黄}　　汉防己_{各一两}

为末，蜜丸桐子大。每服三十丸，茯苓汤下，日三。

白术散 治诸病烦渴，津液内耗，不问阴阳，皆可服之，大能止渴生津。

干葛_{二两}　　　白术　　　　人参　　　　　茯苓

炙草　　　　　藿香　　　　木香_{各一两}

为粗末，每三钱，水一盏半，煎至一盏，温服。

猪肚丸 治消渴。

猪肚_{一具，洗净}　黄连　　　　白粱米_{各五两}　　花粉

茯神_{各四两}　　知母_{三两}　　麦冬_{三两}

上六味，为末，内猪肚中，缝密置甑中，蒸极烂，乘热入药臼中捣为丸，若硬加蜜，丸桐子大。每服三十丸，加至五十丸，日二。

铁按：消渴，今人都知是糖尿病，但大份是如此，若细按之，却不是一句话。中国所谓消症，渴饮无度，溺多肉削，为膈消，亦云肺消。能食尽多不得饱，亦不作肌肉，如此者为中消，亦云食消。

腰酸痛，口渴引饮，小便多，溲之量倍于饮之量，是为饮一溲二，如是者谓之肾消，亦云下消。其有溲与饮量相等，尿后其中有沉淀，浮面有油光，虽不必饮一溲二，亦是肾消。仲景谓饮一溲一者可治，饮一溲二者不可治。然《欧氏内科学》饮一溲二者是尿崩症，行脊椎穿刺法有效，用脑垂体后叶制为膏剂服之有效。尿崩症与糖尿病完全相同，所不同者，尿量倍于饮量，而尿中无糖，有时亦含糖，但非为糖尿病，不过偶然有糖而已，此与中说不同者一。《欧氏内科学》对于糖尿病除调节饮食之外，无相当治法，中国则有治法，此其不同者二。糖尿病原因颇多，其最重要之原因，《内科学》谓其瘰结在胰岛。胰岛者，为胰子一部分之细胞群。胰子乃消化系之一脏器，中国所未言者。又糖尿病有真糖尿，有假糖尿。所谓假糖尿，为尿中偶然含糖，并非组织中糖分向下崩溃之谓。故假糖尿容易愈，病者亦不必渴而消瘦，此亦中国所未言者。旧籍肺消、肾消都属之肾，其病原多半曰沉溺色欲而来，故古人谓司马相如病消渴且惑于卓文君之故。中消、食消，其病原因嗜厚味，此两层皆与事实合。西国人对于糖尿病不禁肉食，但禁糖质，是则中西两说之不同。凡此都足以供参考。余病甚，不能查书，仅就记忆所及，言其大略。欲求精深，学者自己研求可也。

又本书所列诸方，猪肚丸治中消为最效，冬瓜饮子亦效，葶苈

九、白术散疑不可用，葶苈丸鄙人无经验，白术散则不妥当。吾乡盛氏有中年妇，患消渴，初起病不甚重，医者用白术散，其食量骤增，每日须吃粥廿四斗碗，更加莲子、燕窠各一斗碗，如此者亘半年不愈。后延余诊，用竹叶石膏汤，以西洋参代人参，得略瘥。用白虎汤加生蛤壳、怀山药则更好。但其人有心肌神经病，十指作鼓槌形，故迄未能痊愈。经余治消症之后隔三数年，又延诊一次，消病良已，惟因心肌神经病之故，他症峰起，迄不得健全，故吾疑消症不可用参、术。